やせる！作りおき＆帰って10分おかず 330

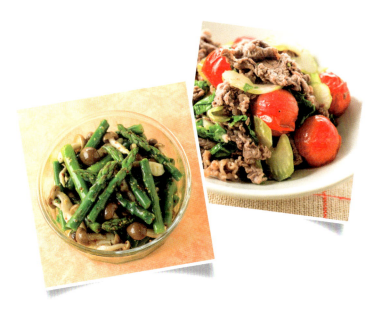

Contents

おいしさも**ダイエット**も
ラクちんも叶えます！ 8

平日も休日も**ゆる糖質オフ**で
ラクしてやせる！ 10

お肉も魚も野菜も、**食べる量を減らさなくてOK!!**
「やせたいから食べるのをガマン…」
そんな制限は一切なし！ 12

ゆる糖質オフのコツ 14

作りおきおかずを
おいしく食べるためのコツ 15

この本の使い方 16

PART.1 肉のおかず

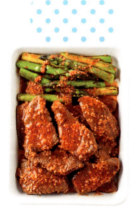

鶏もも肉
ジンジャー照り焼きチキン 18
ジューシーサラダチキン 18
鶏のマヨから揚げ 19
鶏肉としめじのポン酢煮 19
鶏肉の豆乳クリーム煮 20
揚げ鶏のマリネ 20
バターねぎチキン 21
鶏肉の酒蒸し明太マヨソース 21

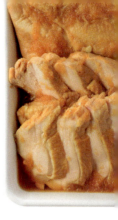

鶏むね肉
鶏肉のやみつきマリネ 22
チキンナゲット 22
鶏肉のピザ風ステーキ 23
バンバンジー 23
鶏肉のカレークリーム煮 24
しみしみ鶏チャーシュー 24
鶏肉と小松菜のガーリック炒め 25
ねぎたっぷり鶏チリ 25

鶏ささみ
ささみのオイル煮 26
ささみのねぎナッツあえ 26
ささみのキムチバター炒め 27
ささみとレタスの塩昆布あえ 27

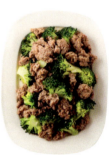

鶏骨つき肉
手羽先とうずら卵のポン酢煮 28
手羽元のトマトクリーム煮 28
手羽中のソース炒め 29
手羽中とまいたけのピリ辛蒸し 29

豚こま切れ肉
豚肉とにんじんのカレーマリネ 30
豚のごま揚げだんご 30
豚キムチのチーズ焼き 31
レンジホイコーロー 31
豚肉となすの薬味マリネ 32
豚肉のトマト塩麹煮 32
豚肉とズッキーニのバターじょうゆ炒め 33
豚こまのごま豆乳煮 33

豚薄切り肉
豚しゃぶの梅ごまだれ 34
しいたけ巻きカツ 34
豚肉のねぎ塩炒め 35
豚しゃぶと豆苗のおろしあえ 35
豚しゃぶとピーマンのマリネ 36
豚肉のねぎ巻き焼き 36
豚肉とミニトマトのマヨ卵炒め 37
豚しゃぶとアボカドのクリーム煮 37

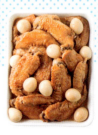

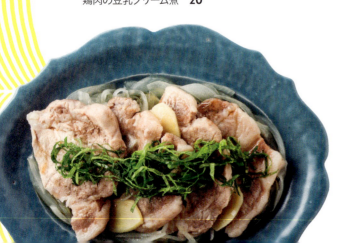

豚バラ薄切り肉
豚バラとゴーヤのめんつゆマリネ　38
エリンギの豚しそ巻き　38
豚肉のマヨみそ炒め　39
豚肉の粒マスタード炒め　39

豚厚切り肉
豚肉のねぎクリーム煮　40
煮豚　40
ポークソテーカマンベールチーズのせ　41
豚肉のしょうが蒸し煮　41

牛こま切れ肉
牛こまとキムチのマリネ　42
牛肉のポン酢マリネ　42
牛こまのステーキ風　43
牛肉とセロリの白ワイン煮　43
牛肉のチャプチェ風　44
牛こまボールのしょうゆ煮　44
牛肉とかぶの梅バター炒め　45
牛肉と糸こんにゃくのすき煮　45

牛薄切り肉
牛巻きカツ　46
ビーフストロガノフ風　46
牛肉とレタスの焼きサラダ　47
牛肉と小ねぎのごま油あえ　47

牛焼き肉用肉
牛肉と玉ねぎの粒マスタードマリネ　48
焼き肉とアスパラの漬け込み　48
牛肉のスタミナ炒め　49
レンジチンジャオロースー　49

鶏ひき肉
鶏ひきとひじきのそぼろ煮　50
明太子つくね　50
ひき肉のきつね焼き　51
ひき肉と水菜のレンジナムル　51

豚ひき肉
お手軽チリコンカン　52
しいたけシュウマイ　52
豚ひきと豆もやしのオイマヨ炒め　53
ひき肉のレタス包み　53

合いびき肉
中華風肉みそ　54
ミートボールのクリーム煮　54
ハンバーグのアボカドソース　55
ひき肉とブロッコリーのレンジ炒め　55

肉加工品
生ハムとパプリカのマリネ　56
ベーコンとひじきのペペロンチーノ　56
コンビーフのタルタル　57
ウインナーのケチャップあえ　57
厚切りベーコンとなすのトマト煮　58
揚げ焼きチーズハムカツ　58
コンビーフオムレツ　59
ウインナーとレタスの豆乳コンソメ煮　59

Column 01
かんたんすぎてびっくり！
サラダチキンのアレンジレシピ

マヨわさびチキン　60
チキンとアボカドのカプレーゼ風　60
チキンのクリームチーズあえ　60
サラダチキンのキムチあえ　61
チキンのねぎオイルがけ　61
サラダチキンのたらマヨあえ　61

もうガマンしない！
大満足！わがまま混ぜごはん

しらたきごはん　62
ブロッコリーのナッツごはん　62
枝豆と梅干しの混ぜごはん　62
大豆とじゃこの混ぜごはん　62

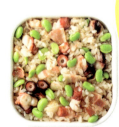

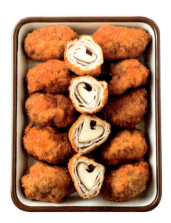

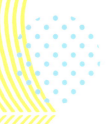

PART.2
魚介のおかず

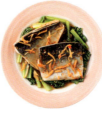

生鮭
鮭とアスパラのコンソメマリネ　64
鮭のバジルチーズフライ　64
鮭の青じそクリームソテー　65
鮭のごまポン酢煮　65

甘塩鮭
甘塩鮭と野菜のオイル煮　66
甘塩鮭とズッキーニのワイン蒸し　66
甘塩鮭ともやしのマヨ炒め　67
甘塩鮭としいたけのレンジ蒸し　67

かじき
かじきとオクラのカレーマリネ　68
かじきの油淋鶏風　68
かじきの焼き肉だれ炒め　69
かじきのくるみみそ焼き　69

たら・さわら
たらとピーマンのトマト煮　70
さわらのみそ漬け焼き　70
たらの塩昆布バター炒め　71
さわらのアクアパッツァ風　71

ぶり
ぶりのレモンマリネ　72
ぶりのコチュジャン炒め煮　72
ぶりのカルパッチョ　73
ぶりのバターポン照り焼き　73

さば
塩さばのマリネ　74
さばの竜田揚げ　74
塩さばのカレークリームソテー　75
さばと小松菜の中華蒸し　75

まぐろ・あじ
まぐろの南蛮漬け　76
まぐろだんごのスープ煮　76
あじのなめろう　77
まぐろのナッツサラダ　77

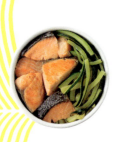
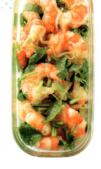
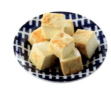

えび
えびのエスニックマリネ　78
えびの青のりフリッター　78
えびとアボカドのマヨ炒め　79
むきえびのレンジ茶碗蒸し　79

さば水煮缶
さば缶と塩もみにんじんのサラダ　80
さば缶のお焼き　80
さば缶のカルパッチョ　81
さば缶の豆乳キムチ煮　81

ツナ油漬け缶
ツナとほうれん草のごまあえ　82
ツナとおからのチヂミ　82
ツナといんげんのソース炒め　83
ツナの豆腐マヨグラタン　83

鮭水煮缶
鮭缶とセロリのマヨあえ　84
鮭缶と野菜のポトフ　84
鮭缶とチンゲン菜のポン酢炒め　85
鮭缶と厚揚げのレンジ煮　85

Column 02
低糖質だから安心！
ラクうまおつまみレシピ

無限キムチサーモン　86
豆腐のみそ漬け　86
チーズのハーブオイル漬け　86
砂肝のしょうゆ漬け　87
ピリ辛こんにゃく煮　87
煮干しのにんにくオイル漬け　87
たこの甘酢漬け　87
アボカドの明太マヨあえ　88
納豆ばくだん　88
カイワレ菜の生ハム巻き　88
めかぶのしょうがポン酢がけ　89
スモークサーモンのチーズ包み　89
甘えびの和風タルタル　89
水菜とツナのナッツサラダ　89
スティック油揚げのマヨ七味焼き　90
アボカドの塩昆布あえ　90

PART.3
ごはん・めん

ごはん
牛肉と豆もやしの炊き込みごはん　92
たこと枝豆の炊き込みごはん　92
きのことしらたきの牛丼　93
まぐろのアボカド丼　93
ツナとしめじの炊き込みごはん　94
鶏肉の炊き込みごはん　94
牛肉のガーリックバターライス　95
ウインナーとレタスのチャーハン　95

パスタ
甘塩鮭としいたけの和風パスタ　96
きのこのミートソースパスタ　96
ブロッコリーとベーコンのパスタ　97
明太子クリームパスタ　97

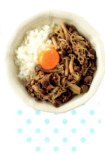

Column 03
忙しい朝でもこれならできる！
ゆる糖質オフのまんぷく弁当

焼き肉弁当　98
鮭のバジルチーズフライ弁当　99
チキンナゲット弁当　100

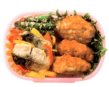

PART.4
野菜のおかず

ほうれん草
ほうれん草とわかめのじゃこ炒め　102
ほうれん草のナッツあえサラダ　102
ほうれん草とサーモンのサラダ　103
ほうれん草の寿司酢炒め　103

小松菜
小松菜のコンソメひたし　104
小松菜とおからのサラダ　104
小松菜のゆずこしょうマヨあえ　105
小松菜とあさり缶のクリーム煮　105

にんじん
にんじんナムル　106
にんじんのカッテージチーズサラダ　106
ピーラーにんじんのナッツサラダ　107
鮭缶のやみつきにんじん　107

ブロッコリー
ブロッコリーとえびのグラタン　108
ブロッコリーのカレーマリネ　108
ブロッコリーのゆずこしょうバター炒め　109
ブロッコリーのチーズ蒸し　109

ピーマン・パプリカ
丸ごとピーマンのしょうが煮　110
パプリカのピクルスマリネ　110
さば缶の無限ピーマン　111
ピーマンと厚揚げのたらマヨあえ　111

チンゲン菜
チンゲン菜と油揚げの炒め煮　112
チンゲン菜の塩昆布サラダ　112
チンゲン菜のゆで卵サラダ　113
チンゲン菜のソテーナッツソースがけ　113

ミニトマト・トマト
ミニトマトのだし漬け　114
ミニトマトのしょうがマリネ　114
トマトと豆腐のカプレーゼ風　115
トマトのアンチョビ炒め　115

アスパラガス
アスパラの塩ナムル　116
アスパラとしめじのマリネ　116
アスパラのレンチンのりあえ　117
アスパラのカルボナーラ風　117

さやいんげん・スナップエンドウ
スナップエンドウのおひたし　118
いんげんの梅マヨサラダ　118
いんげんのたらこバター炒め　119
スナップエンドウの卵炒め　119

なす
なすとじゃこの南蛮漬け　120
なすのアンチョビマリネ　120
蒸しなすのしょうがオイルがけ　121
なすとひき肉のカレーマヨ炒め　121

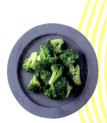

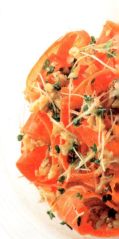

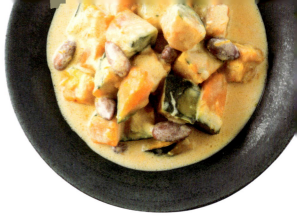

ズッキーニ
ズッキーニのポン酢ひたし 122
ズッキーニとベーコンのマリネ 122
ズッキーニのナムル 123
ズッキーニのピザ風 123

きゅうり
きゅうりのキムチ漬け 124
きゅうりのレモンマリネ 124
きゅうりとさば缶のポン酢あえ 125
きゅうりと牛肉の中華炒め 125

キャベツ
ウインナーロールキャベツ 126
塩もみキャベツのサラダ 126
キャベツとしらすのレンジ蒸し 127
キャベツと納豆のソース炒め 127

白菜
白菜とちくわの塩煮 128
白菜とベーコンのコールスロー 128
白菜と甘塩鮭のバター蒸し 129
白菜と豚肉のにんにく炒め 129

大根
さば缶大根 130
大根のしょうがマリネ 130
塩もみ大根のたらマヨあえ 131
大根のゆずこしょう炒め 131

かぶ
かぶのそぼろ煮 132
かぶと生ハムのマリネ 132
塩もみかぶと海藻のサラダ 133
かぶと豚肉のコンソメバター炒め 133

セロリ・玉ねぎ
セロリと桜えびのきんぴら 134
玉ねぎとスモークサーモンのマリネ 134
セロリのツナあえ 135
玉ねぎのコンビーフ炒め 135

れんこん・ごぼう
れんこんとじゃこのポン酢炒め 136
ごぼうのマヨカレーサラダ 136
レンチンごぼうのごまあえ 137
薄切りれんこんのチーズ焼き 137

長いも・かぼちゃ
長いものわさび漬け 138
焼きかぼちゃとハムのマリネ 138
かぼちゃの豆乳煮 139
長いもの明太マヨネーズ焼き 139

きのこ類
ミックスきのこの塩麹漬け 140
きのこのピクルスマリネ 140
エリンギのガリバタステーキ 141
きのことベーコンのクリーム煮 141
食べるなめたけ 142
エリンギと長ねぎのマリネ 142
きのことツナのふりかけあえ 143
きのこの粉チーズ炒め 143

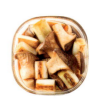

Column 04

覚えておくと味がピタリと決まる!
糖質オフのかんたん合わせ調味料

照り焼き味
鮭のしょうが照り焼き 144
ごまマヨ味
ブロッコリーのごまマヨあえ 144
ポン酢バター味
鶏肉のポン酢バター焼き 144
みそにんにく味
豚肉のみそにんにく炒め 145
クリームチーズ味
かじきのクリームチーズ煮 145
じゃこオイル味
ピーマンのじゃこ炒め 145
オイマヨ味
えびのオイマヨ炒め 146
塩ごま油味
ほうれん草の塩ごま油あえ 146
青じそ梅オイル味
ささみの青じそ梅オイルあえ 146

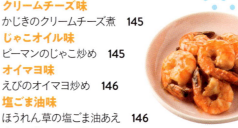

PART.5
卵・豆製品のおかず

卵・うずら卵
塩麹しょうゆ卵　148
うずら卵とサーモンのマリネ　148
コンビーフの卵炒めサラダ　149
ラクチンかに玉　149

厚揚げ
厚揚げのみそしょうが煮　150
厚揚げの牛巻き煮　150
厚揚げのおかかじょうゆ炒め　151
厚揚げのステーキトマトソース　151

油揚げ
油揚げのさば缶詰め焼き　152
油揚げの含め煮　152
油揚げのねぎごま油あえ　153
油揚げのパニーニ風　153

蒸し大豆
大豆のポン酢漬け　154
大豆と鶏肉のクリーム煮　154
大豆とサーモンのポキ　155
大豆の赤じそふりかけ炒め　155

ミックスビーンズ・枝豆
枝豆のにんにくしょうゆ漬け　156
豆とカリフラワーのマリネ　156
枝豆のバターじょうゆ炒め　157
豆とセロリのチーズサラダ　157

Column 05
ほぼ10分で作れる！
糖質オフのスピード小鍋

常夜鍋　158
チキン豆乳コンソメ鍋　158
手羽中と豆腐の塩麹鍋　159
担担鍋　159
鮭バターみそ鍋　160
かきと油揚げのコクうま鍋　160

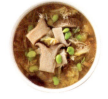

PART.6
食べるスープ

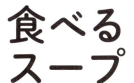

栄養満点スープ
炒め長ねぎのクリームスープ　162
具だくさん豚汁　163
鶏ひきとズッキーニのトマトスープ　163
えびのカレー豆乳スープ　164
ほたて缶とエリンギの和風スープ　165
鶏肉のジンジャースープ　165

みそ汁・スープ
さば缶と長ねぎのみそ汁　166
もやしのみそ汁　166
アボカドの粉チーズみそ汁　166
豆苗の洋風スープ温玉のせ　167
簡単サンラータン　167
えのきのたらこバタースープ　167

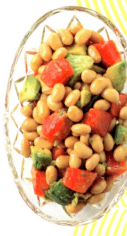

Column 06
甘さ控えめの絶品スイーツ

りんごのベイクドチーズケーキ　168
ブルーベリーのセミフレッド　168
大人のコーヒーゼリー　168
炒り大豆きなこ　169
いちごのカマンベールチーズのせ　169
ミックスナッツチョコ　169

素材別さくいん　170

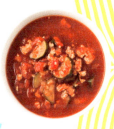

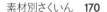

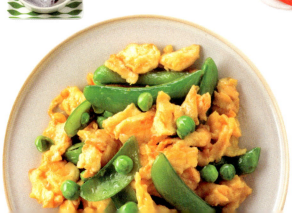

おいしさもダイエットも

悩み その 1 　スーパーのお惣菜ばかりだと……

仕事で帰宅が遅くなり、帰ってから作る余裕もない毎日。いつものようにスーパーのお惣菜コーナーに吸い寄せられて……。衣が分厚い揚げ物、ポテトサラダ、甘辛い煮物、ごはんたっぷりの丼、めん類。選択肢はいつもこんな感じ。わかっちゃいるけど糖質は高い！　最近、体が重くてだるいし、お気に入りのスカートもきつくなってきた。たくさん食べてないのに、悲しい〜！

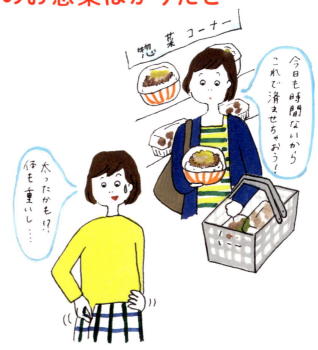

悩み その 2 　作りおくのも帰ってから作るのもどっちも大変！

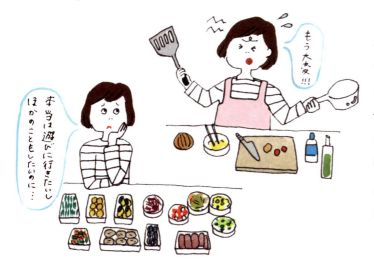

休日の貴重な時間に何十品ものおかずを作りおいて、ヘトヘトになるのはイヤ！　そもそもそんな時間はどこにあるの？　かといって帰宅してから作っていたら間に合わない！　野菜の皮をむいて、下ゆでして、肉に下味をつけて、アレしてコレして……。ムリムリー!!　いったい、どうすればいいの？？？

ラクちんも叶えます！

お悩み解決！ 休日と平日のごはん作りをちょっと工夫するだけでやせられる！

仕事や家事、育児で忙しいけど、ラクして、おいしく食べてやせたいというみなさん！ 休日に「3〜4品の作りおき」をし、平日は「帰ってからフライパンやレンジだけで10分以内で作れるおかず」を組み合わせましょう。毎日の献立もラクになります。

本書のおかずはどれもゆる糖質オフでおいしいレシピです。たっぷり食べられるうえ、満足感もバッチリ。いつの間にかキレイにやせられて、生活にもゆとりが出てきます。同じように悩んでいる方、だまされたと思って実践してみませんか？

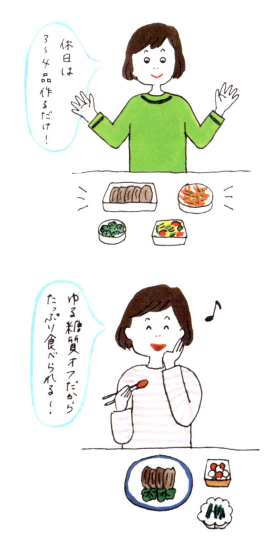
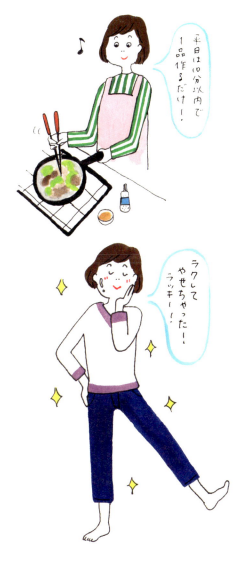

平日も休日も ゆる糖質オフで ラクしてやせる！

休日はかんたんなおかずや冷凍おかずを3～4品作りおき。平日はフライパン1つやレンチンだけで、速攻おかずを1品作るだけ。組み合わせは自由自在で自分にぴったりの「やせる献立」が作れます。ごはんや、汁ものは欠かせない、お酒を飲みたいという人向けのメニューもご紹介しています。

休日は肉や魚介、野菜のかんたんなおかずや冷凍おかずを3～4品作りおき。

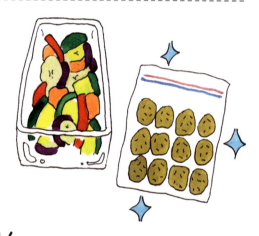

平日はフライパン1つやレンチンで速攻おかずを1品作るだけ。

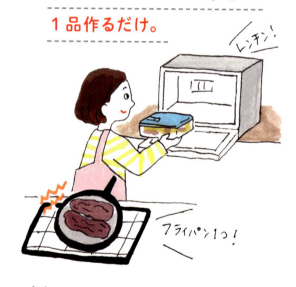

ごはんものをガマンしない！汁ものは具だくさんでおなか満足！

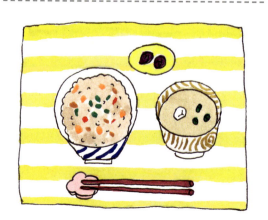

おつまみは低糖質なものを何品かちょこちょこつまむ！

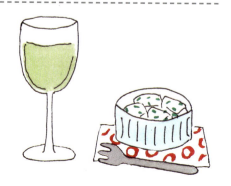

ごはんありの2品献立 糖質量 35.5g (533kcal)

P.23 バンバンジー　・帰ってから作る

P.94 ツナとしめじの炊き込みごはん　・やせる作りおき

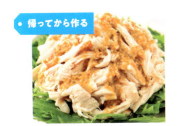
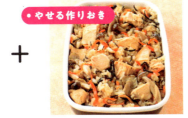

> ゆる糖質オフ献立は1日の糖質量を100～120gに設定！
>
> 本書では1カ月で1キロ減るくらい、ゆるやかにやせられるメニューをご提案しています。これなら炭水化物も食べられて、ストレスをためずに長続きできます。

ごはんなしの3品献立 糖質量 9.3g (563kcal)

P.66 甘塩鮭とズッキーニのワイン蒸し　・やせる作りおき

P.120 なすとじゃこの南蛮漬け　・やせる作りおき

P.111 ピーマンと厚揚げのマヨあえ　・帰ってから作る

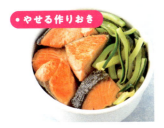
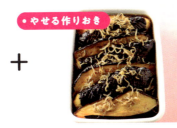
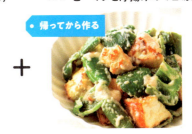

1週間の献立イメージ

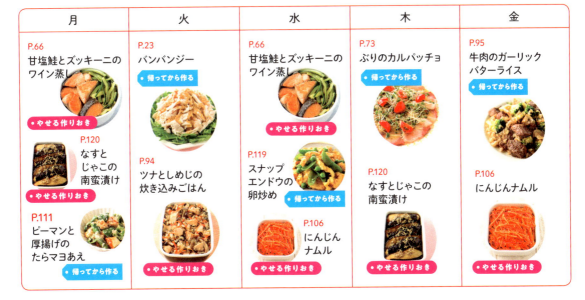

P.166 アボカドの粉チーズみそ汁

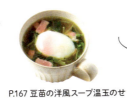
P.167 豆苗の洋風スープ温玉のせ

余裕があれば みそ汁やスープをプラス。

汁ものは体を温め、おなかを満たします。P.166-167に掲載のみそ汁やスープなら、帰ってからすぐにできます。

お肉も魚も野菜も、
食べる量を減らさなくてOK!!
「やせたいから食べるのをガマン…」
そんな制限は一切なし！

ゆる糖質オフのダイエットなので、脂ののったジューシーなお肉も、ボリュームのある揚げ物も、たっぷり食べてください。味つけも油控えめのあっさり味や蒸し物じゃなくていいんです。マヨネーズやバター、生クリームなどでは血糖値は上がりにくいので、太りません。コクのあるおいしい味つけで、おなかも心も満たしてください。

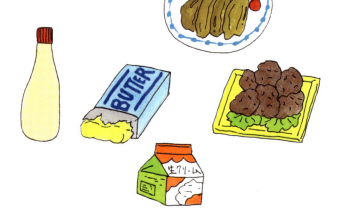

おすすめの食材や調味料

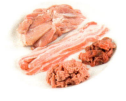

肉類・肉加工品

カロリー制限のダイエットでは、脂質の多い肉類は控えます。でも、ゆる糖質オフのダイエットでは、血糖値を上げにくい肉類は積極的に食べてOK！　また肉類は筋肉や血、髪などをつくる良質なたんぱく質を豊富です。とくにダイエット中は脂肪と同時に筋肉が落ちやすく、筋肉量が減ると基礎代謝が下がり、かえって太りやすい体質に。ハムやベーコン、ウインナー、コンビーフなどの肉加工品も低糖質なので上手に活用しましょう。

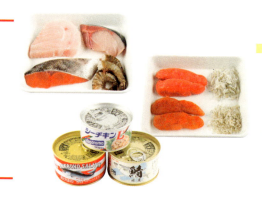

魚介類・魚加工品

肉類と同様に鮭やかじき、さばやぶりなどの青背魚、えび、たこなどは低糖質で良質なたんぱく質が含まれています。とくに鮭には抗酸化作用のあるアスタキサンチンが、青背魚には血中のコレステロールや中性脂肪を下げるEPAやDHAが豊富。手軽なツナ油漬け缶、さば水煮缶、鮭水煮缶などをもおすすめです。たらこやちりめんじゃこも低糖質なので、調味料代わりに使うとうまみが出ます。

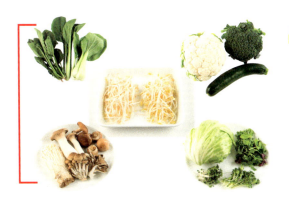

野菜やきのこ類

ほうれん草、小松菜などの青菜、ブロッコリーやカリフラワー、ズッキーニ、豆もやし、きのこ類、レタスやカイワレ菜などのサラダ野菜は、とくに糖質が少なく、ビタミン・ミネラル・食物繊維も含みます。たんぱく質と一緒にたっぷり食べましょう。ただし、根菜やかぼちゃ、いも類は糖質が多めなので食べすぎに注意。本書のレシピは味つけを工夫し、できるだけ糖質が増えないようにしています。

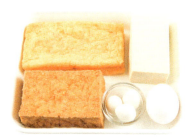

卵・豆製品

卵や厚揚げ、油揚げ、豆腐、蒸し大豆などの豆製品は糖質が少なく、良質なたんぱく質が含まれています。卵とうずら卵にはビタミンCと食物繊維以外のすべての栄養素を含まれており、厚揚げ、油揚げなどの豆製品は、カルシウムやマグネシウムのほか、女性特有のつらい症状を和らげるイソフラボンが豊富。あっさり味や魚介のメインおかずと組み合わせると栄養のバランスがよくなります。

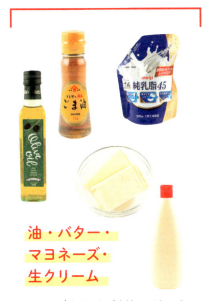

油・バター・マヨネーズ・生クリーム

オリーブオイルやごま油、バターや生クリーム（乳脂肪分45％）、普通のマヨネーズは一見、太りそうですが、血糖値は上がりにくいので積極的に取り入れてOK。逆にノンオイルタイプのものは、糖質が多めなので避けましょう。

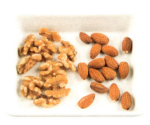

ナッツ類

アーモンドには脂質代謝を促すビタミンB₂や老化防止効果のあるビタミンE、くるみには動脈硬化を防ぎ、コレステロールや中性脂肪を下げるオメガ3脂肪酸が豊富。無塩で素焼きのタイプを選びましょう。

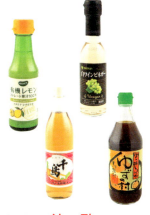

レモン汁・酢・ビネガー・ポン酢しょうゆ

酸っぱいものに含まれる酢酸やクエン酸などの有機酸。基礎代謝を上げてやせやすい体にしてくれるほか、作りおきおかずをおいしく長持ちさせるためにも有効です。

ゆる糖質オフのコツ

コツ❶
甘みにはみりんや玉ねぎを使って。だし汁でうまみもプラス。

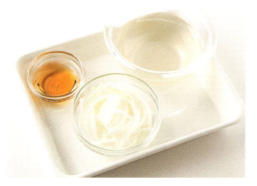

ダイエット中でも甘辛味や煮物を食べたいもの。その場合はみりんを控えめに使ったり、玉ねぎの甘みを利用したりして全体の糖質を抑えます。まただし汁はうまみたっぷりなので、加える調味料を減らすことができます。

コツ❷
パン粉や粉類をつける場合は薄くまぶすこと

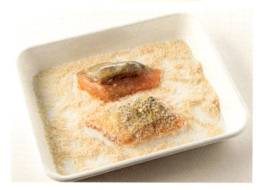

食材にパン粉や粉類をつける場合、たっぷりつけると糖質量が上がってしまうので、全体にうっすら押しつけるようにまぶしましょう。少ない粉でもカリッと揚がります。とろみづけの片栗粉や薄力粉は少なめが基本です。

コツ❸
ごはんとめんにはたんぱく質や野菜をプラス。

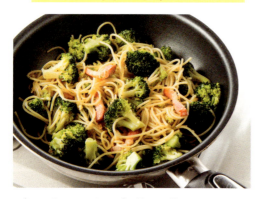

ごはんやめんにたんぱく質や野菜をたっぷり混ぜ合わせれば、見た目のボリュームそのままに噛みごたえもアップ。同時に単独で炭水化物を食べるより、血糖値の上昇がゆるやかになり、太りにくくなります。

コツ❹
コクやパンチのある味つけでダイエットを後押し

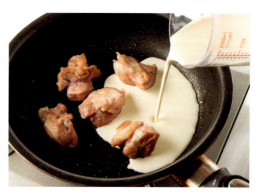

コクやパンチのあるバターや生クリーム、マヨネーズ、みそ、オイスターソース、カレー粉、白菜キムチ、ゆずこしょう。これらで味にバリエーションをつけると、もの足りなさゼロでダイエットを楽しく続けられます。

作りおきおかずをおいしく食べるためのコツ

保存について

風味が落ちることなく、衛生的に長持ちさせるポイントをご紹介します。

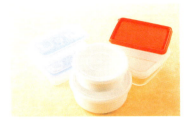

保存容器

ホーロー容器は保冷効果にすぐれ、ガラス容器は匂いがつきにくく、プラスチック製容器はサイズも豊富です。どのタイプもふたつきのものを選びましょう。使う前によく洗って清潔なふきんでしっかりと水けをふき、密閉保存します。

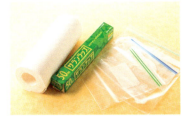

ラップ・チャックつき保存袋・キッチンペーパー

ラップはおかずやごはんを包んだり、乾燥を防ぐために使います。保存袋は汁けや粘度のあるおかずを入れるのに役立ち、冷蔵も冷凍も可能なタイプがおすすめ。キッチンペーパーは揚げ物の下に敷くと余分な油を吸ってくれます。

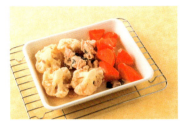

冷ましてから保存する

料理が完成したら必ず冷ましてから容器に移しましょう。温かい状態だと熱がこもり、容器から水滴が出て傷みの原因に。おかずをバットに広げてから網などにのせて蒸気を逃すようにすると、早く冷ますことができます。

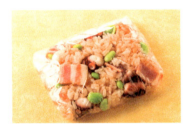

ごはんものは平らに

ごはんものは粗熱がとれたら、掲載されている分量を目安に1回分ずつ小分けにし、なるべく平らにならしてからラップに包んで保存します。

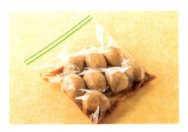

汁けのあるものは保存袋

味つけ卵やピクルス、漬け物などのおかずは、保存袋に入れてしっかりと空気を抜いて密閉し、素材が液体に浸かるようにしてください。

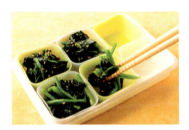

お弁当用にはおかずカップを活用

レンジ加熱できるシリコンカップに作りおいたおかずをつめ、1個ずつラップをかけて冷凍保存しましょう。

温めと解凍について

作りたてのおいしさを味わうための温め・解凍のコツをご紹介します。

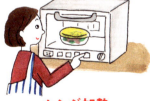

レンジ加熱

冷蔵保存の場合、基本はレンジ加熱します。冷凍保存の場合は、レンジの解凍メニューか、100〜200Wに設定して解凍してから温めてください。保存容器ごと加熱する場合は、ふたをずらしてのせるか、ラップをかけて。保存袋は、袋の口を少し開けて加熱します。

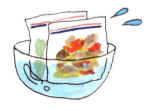

冷凍おかずの解凍方法

サラダ、マリネ、あえ物などを冷凍した場合は、冷蔵庫で自然解凍をするか、水を張ったボウルに保存袋ごと浸しましょう。食材からの余分な水分が出にくくなり、おいしく解凍できます。

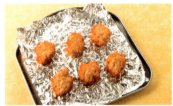

揚げ物はレンジ＋トースター

揚げ物は電子レンジの温めだけだと衣がべちゃべちゃしがちです。よりおいしく食べるには、レンジで温めてから、オーブントースターで軽く加熱すると、揚げたてのようなカリッとした状態がよみがえります。

この本の使い方

調理のコツ
素材別に「やせる作りおきのコツ!」「手早くやせるコツ!」を記載しています。

4色別のタグ
「かんたん♪」「冷凍にぴったり!」「フライパン1つ」「レンチン!」「トースター!」「ひと鍋パスタ」「サラダ&マリネ」「超スピード」「火を使わない!」「腹もちよし!」など、料理の特徴がひと目でわかります。

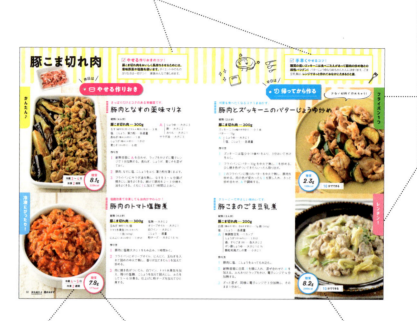

冷蔵・冷凍保存期間の表示
「作りおきおかず」の冷蔵または冷凍保存できる日数です。冷蔵・冷凍に向いていないおかずは「NG」としています。

糖質量・カロリー表示
1人分の糖質量・カロリーを表示しています。レシピによっては個数などで示しているものもあります。

調理時間
「帰ってから作るおかず」の調理時間の目安です。

この本のきまりごと・注意事項

＊大さじ1 = 15㎖、小さじ1 = 5㎖、1カップ = 200㎖、1合 = 180㎖です。ひとつまみは親指、人さし指、中指の3本でつまんだ分量で小さじ1/6 ～ 1/5 程度、少々は親指、人さし指2本でつまんだ分量で、小さじ1/6 未満です。

＊特に記載がない場合は、しょうゆは濃口しょうゆ、塩は自然塩、砂糖はきび砂糖または上白糖、酒は純米酒、みりんは本みりん、酢は米酢または穀物酢、みそは信州みそ、オリーブオイルはエクストラバージンオイル、バターは有塩バター、生クリームは動物性で乳脂肪分45％のもの、マヨネーズは普通のものを使用しています。

＊だし汁は昆布、かつお節、煮干しなどでとったものです。市販のインスタントだしを表示通りに溶かしたものや、だしパックでも代用できます。

＊野菜類で特に記載がない場合は、洗う、皮をむく、へたを除くなどの下処理をすませてからの手順で説明しています。

＊火加減で特に記載がない場合は中火ですが、様子をみながら調整してください。

＊電子レンジの加熱時間で特に表示がない場合、600Wで算出しています。500Wの場合はその1.2倍、700Wの場合はその0.8倍で加減してください。

＊電子レンジ、オーブントースター、魚焼きグリルは機種によって加熱具合が異なる場合がありますので、様子をみながら調理してください。

＊魚焼きグリルは両面焼きを使用しています。

＊表示の冷蔵、冷凍の保存期間はあくまでも目安です。季節やご家庭の保存状況によって異なりますので、食べるときに必ず確認してください。

＊電子レンジで温め直したり、解凍する場合 (100 ～ 200Wに設定するか、解凍機能を使用) は、耐熱容器やラップなどを使って、最初は短めの時間で設定し、様子をみながら行ってください。

＊糖質量、kcal (エネルギー量) は、「日本食品標準成分表 2015年版 (七訂) 追補 2018年」 (文部科学省科学技術・学術審議会資源調査分科会報告) をもとに算出しています。

＊本書は過度な糖質制限を推奨するものでありません。体調をみながらムリせずに取り組んでください。持病がある人は、必ず医師に相談してください。また妊娠中・授乳中の人のダイエットには不向きです。

PART.1

おいしいから続けられる！

肉のおかず

肉は良質なたんぱく質が豊富で糖質が少ない食材。
しかも、しっかり食べるほうが基礎代謝を落とさずに
確実にやせられます！　油では血糖値が上がりにくいので
揚げ物も炒め物もガマンする必要はなし！
楽しくダイエットしましょう。

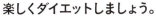

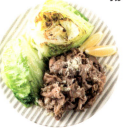

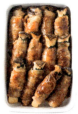
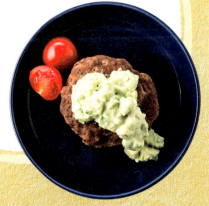
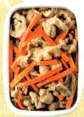

鶏もも肉

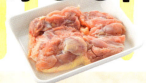

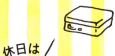

やせる作りおきのコツ！
鶏もも肉は**糖質が低く、うまみのあるので作りおき向き**。照り焼きは夕食やお弁当でも大活躍。サラダチキンはP.60-61のアレンジレシピも美味！

休日は やせる作りおき

かんたん♪

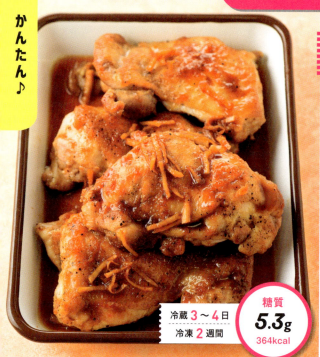

冷蔵 3〜4日 / 冷凍 2週間
糖質 **5.3g** / 364kcal

少量のはちみつでコクと照りをプラス。
ジンジャー照り焼きチキン

材料（4人分）

鶏もも肉…2枚（600g）
塩、粗びき黒こしょう…各適量
薄力粉…大さじ1
サラダ油…大さじ1

A
- しょうが（すりおろし）…1かけ
- しょうが（せん切り）…1かけ
- しょうゆ…大さじ2
- 酒…大さじ1と1/2
- はちみつ…小さじ1と1/2

作り方

1. 鶏肉は余分な皮と脂肪を除き、皮にフォークで穴をあける。半分に切って強めに塩、粗びき黒こしょうをふり、薄力粉を薄くまぶす。
2. フライパンにサラダ油を中火で熱し、1の皮目を下にして2〜3分焼く。こんがりと焼き色がついたら裏返し、弱火でふたをして7〜8分蒸し焼きにする。
3. フライパンの余分な脂をふき、混ぜ合わせたAをまわし入れ、全体に煮からめる。

冷凍にぴったり！

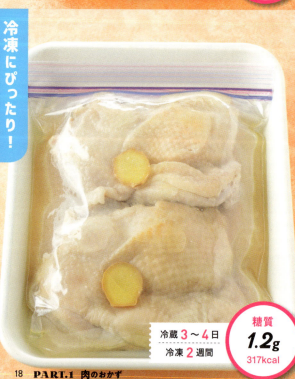

冷蔵 3〜4日 / 冷凍 2週間
糖質 **1.2g** / 317kcal

フライパンで蒸し煮にするだけ！
ジューシーサラダチキン

材料（4人分）

鶏もも肉…2枚（600g）

A
- 砂糖…小さじ1
- 塩…小さじ1
- 酒…大さじ2

水…1カップ
酢…大さじ1
しょうが（薄切り）…2枚

作り方

1. 鶏肉は余分な皮と脂肪を除き、皮にフォークで穴をあける。Aを順になじませ、10分おく。
2. フライパンに1の皮目を上にして入れ、水、酢を注ぎ、しょうがを加えて中火にかける。沸騰したら弱火にしてふたをし、6〜7分蒸し煮にする。裏返して同様に3〜4分蒸し煮にし、火を止めてそのまま冷ます。チャックつき保存袋に入れる。

★サラダチキンのアレンジレシピはP.60-61をチェック！

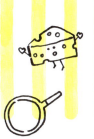

> ☑ **手早くやせるコツ！**
> 下味をつけて、油で揚げて……時間がかかる、から揚げ作りに朗報！**マヨネーズとしょうゆをたった2分もみ込むと、味がよくしみ込みます。衣をきなこに替えれば香ばしさが加わり、糖質オフに。**

平日は 帰ってから作る

フライパン1つ

ゆる糖質オフなら揚げ物もガマンする必要ナシ！

鶏のマヨから揚げ

おなかも心も満たされる！

材料（2人分）

鶏もも肉 … 大1枚（350g）

A | しょうが（すりおろし）… 1かけ
　 | マヨネーズ、しょうゆ … 各大さじ1
　 | 塩、こしょう … 各適量
きなこ … 大さじ2と1/2
揚げ油 … 適量

作り方

1. 鶏肉は余分な皮と脂肪を除き、ひと口大に切ってAを2分もみ込む。
2. 1にきなこをまんべんなくまぶし、170℃の揚げ油で5〜6分揚げ焼きにする。油をよくきって器に盛り、お好みでレモンを添える。

糖質 **1.8g** 587kcal　10分でできる

レンチン！

ポン酢しょうゆは2回に分けて使うのが◎。

鶏肉としめじのポン酢煮

材料（2人分）

鶏もも肉 … 大1枚（350g）

しめじ（石づきを除いてほぐす）… 1袋
塩、こしょう … 各適量
ポン酢しょうゆ … 大さじ3と1/2
小ねぎ（小口切り）… 2本

作り方

1. 鶏肉は余分な皮と脂肪を除き、ひと口大に切る。耐熱容器に入れて塩、こしょうをもみ込む。
2. 1にしめじ、ポン酢しょうゆ大さじ2と1/2を加えてざっとあえ、ふんわりとラップをかけて電子レンジで2分30秒加熱する。取り出して混ぜ、同様に2分加熱してそのまま1分蒸らす。
3. 器に盛り、残りのポン酢しょうゆをまわしかけ、小ねぎを散らす。

糖質 **3.7g** 381kcal　9分でできる

鶏もも肉

休日は

やせる作りおき

✅ **やせる作りおきのコツ！**
クリーム煮は**豆乳で煮る**と作りおいてもしっとり感をキープできます。揚げ鶏のマリネは**低糖質のねぎと一緒に漬けて**甘みと香りをしっかりプラスします。

かんたん♪

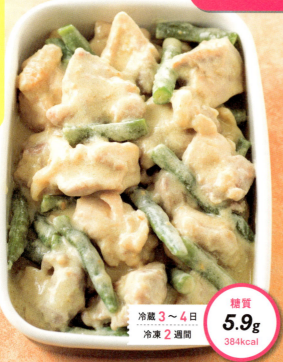

冷蔵 3〜4日 / 冷凍 2週間
糖質 **5.9g** / 384kcal

仕上げにみそを溶き入れると風味がぐーんとアップ！
鶏肉の豆乳クリーム煮

材料（4人分）

鶏もも肉…2枚（600g）
さやいんげん（3等分に切る）…8〜10本
塩、こしょう…各適量
薄力粉…大さじ2
バター…15g
無調整豆乳…1カップ
みそ…小さじ1と½

作り方

1. 鶏肉は余分な皮と脂肪を除き、大きめのひと口大に切る。強めに塩、こしょうをふり、薄力粉を薄くまぶす。
2. フライパンにバターを中火で熱し、1の皮目を下にして2分焼く。焼き色がついたら、裏返して2分焼く。鶏肉の横でさやいんげんも焼く。
3. 2に豆乳を加えて弱火にし、ふたをして3〜4分煮る。みそを溶き入れてお好みで塩、こしょう各少々（分量外）で味をととのえる。

冷凍にぴったり！

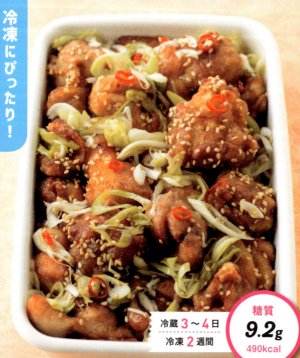

冷蔵 3〜4日 / 冷凍 2週間
糖質 **9.2g** / 490kcal

鶏肉に少量の片栗粉をしっかりともみ込んで。
揚げ鶏のマリネ

材料（4人分）

鶏もも肉…2枚（600g）

A
しょうが（すりおろし）…1かけ
しょうゆ…大さじ1と½
酒…大さじ1
塩、こしょう…各少々

片栗粉…大さじ2
揚げ油…適量

B
だし汁…½カップ
寿司酢…大さじ2
しょうゆ…大さじ1
長ねぎ（斜め薄切り）…1本
いりごま（白）…大さじ1
赤唐辛子（小口切り）…1本

作り方

1. 鶏肉は余分な皮と脂肪を取り、大きめのひと口大に切る。Aをもみ込んで10分おく。
2. 耐熱容器にBを入れ、ラップをかけずに電子レンジで1分30秒加熱する。長ねぎ、ごま、赤唐辛子を加えて混ぜておく。
3. 1に片栗粉をもみ込み、170℃の揚げ油で2回に分けて、それぞれ5〜6分揚げ、油をよくきる。2に加えてなじませて1時間以上おく。

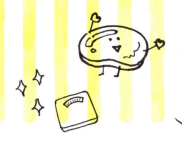

☑ **手早くやせるコツ！**

鶏もも肉は全体に**切り込みを入れてから加熱すると、加熱ムラが防げてジューシーな味わいに**。チキンソテーにはねぎバターソース、鶏肉の酒蒸しは明太マヨソースで**ラクラク糖質オフ**。

\平日は/
🔪 帰ってから作る

フライパン1つ

ねぎバターソースは、鮭やかじきなどにも合います。
バターねぎチキン

材料（2人分）
鶏もも肉 … 大1枚（350g）
小ねぎ（小口切り）… 1/4 束
塩、こしょう … 各適量
薄力粉 … 大さじ 1/2
バター … 20g
白ワイン … 大さじ 1 と 1/2
しょうゆ … 大さじ 1/2

作り方
1. 鶏肉は余分な皮と脂肪を除き、皮と肉に数か所切り込みを入れる。強めに塩、こしょうをふり、薄力粉を薄くまぶす。
2. フライパンにバター10g を中火で熱し、1の皮目から入れ、へらで押さえながら2〜3分焼く。裏返して弱火にし、ふたをして4〜5分蒸し焼きにし、器に盛る。
3. フライパンの余分な脂を軽くふき、残りのバター、白ワイン、しょうゆ、小ねぎを入れてさっと炒め、2の肉にかける。

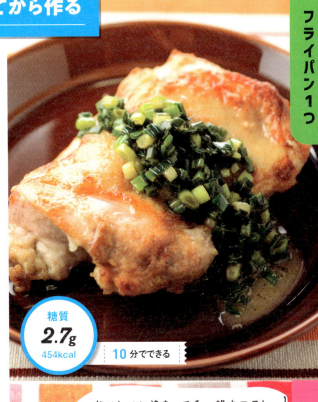

糖質 **2.7g** 454kcal　10分でできる

玉ねぎを敷いてレンチンすると肉がやわらか〜い！
鶏肉の酒蒸し明太マヨソース

レンチン！

おいしいに決まってる、明太マヨ！

材料（2人分）
鶏もも肉 … 1枚（300g）
玉ねぎ（薄切り）… 1/2 個
塩、こしょう … 各適量
酒 … 大さじ1
A
　辛子明太子 … 1/2 本（30g）
　マヨネーズ … 大さじ 1 と 1/2
　ごま油 … 小さじ 2

作り方
1. 鶏肉は身のほうに切り込みを入れて塩、こしょう、酒をからめる。耐熱容器に玉ねぎを敷いて鶏肉をのせ、ふんわりとラップをかけて電子レンジで3分30秒加熱する。
2. 取り出して上下を返して同様に3分加熱し、そのまま2分蒸らす。
3. 食べやすい大きさに切って器に盛り、混ぜ合わせたAをかける。

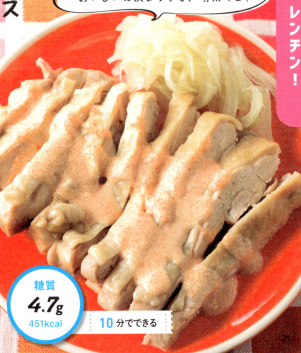

糖質 **4.7g** 451kcal　10分でできる

鶏むね肉

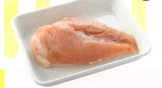

> ✓ **やせる作りおきのコツ！**
> 低糖質であっさりとした鶏むね肉。**焼き肉のたれでマリネすると**作りおいてもこっくりとした味わいに。ナゲットには豆腐を混ぜるとさらに糖質オフ！

休日は

やせる作りおき

かんたん♪

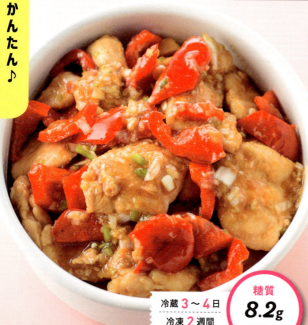

冷蔵 3〜4日 / 冷凍 2週間
糖質 **8.2g** / 231kcal

少量の粉をもみ込めば、パサつかずしっとり！
鶏肉のやみつきマリネ

材料（4人分）

鶏むね肉…2枚（600g）
パプリカ（赤・小さめの乱切り）…1個
塩、こしょう…各適量
薄力粉…大さじ1
サラダ油…大さじ1

A
長ねぎ（粗みじん切り）…½本
焼き肉のたれ…大さじ2
しょうゆ…大さじ1と½
ごま油、酢…各大さじ1

作り方

1. 鶏肉は縦半分に切ってからそぎ切りにする。強めに塩、こしょうをふり、薄力粉をもみ込む。Aは混ぜ合わせる。
2. フライパンにサラダ油を中火で熱し、鶏肉を焼く。色が変わってきたら裏返して弱火にし、ふたをして2〜3分蒸し焼きにし、Aに加えてなじませる。
3. 2と同じフライパンでパプリカを中火で2分炒め、2に加えてあえ、1時間以上おく。

冷凍にぴったり！

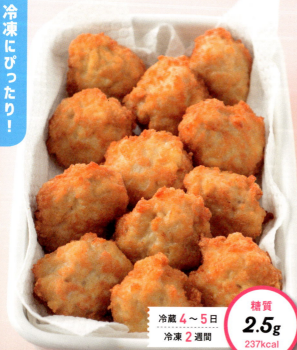

冷蔵 4〜5日 / 冷凍 2週間
糖質 **2.5g** / 237kcal

糖質の低いマヨネーズでコクをプラス。
チキンナゲット

材料（4人分・12個分）

鶏むね肉…1枚（300g）
木綿豆腐…½丁（150g）

A
マヨネーズ…大さじ1
片栗粉、鶏ガラスープの素…各小さじ2
しょうゆ…小さじ1と½
こしょう…少々

揚げ油…適量

作り方

1. 豆腐は粗く大きめにくずしてキッチンペーパーで包み、電子レンジで4分加熱して冷ます。
2. 鶏肉は皮を除き、細長く切ってから粗く細かく切り、包丁の背で軽く粘りが出るまでたたく。水けをきった1、Aを加えてよく混ぜ合わせる。
3. 2を12等分にして軽く手に水をつけて楕円形に整え、170℃の揚げ油で4〜5分揚げ、油をよくきる。

☑ **手早くやせるコツ！**

鶏むね肉は**厚みを半分にしてフライパンで蒸し焼き**にするのがおすすめ！ レンチンなら**肉にフォークで穴をあけるとやわらかく火が通ります**。どちらもパンチのある味つけなのにやせるんです。

＼平日は／
● 🕘 帰ってから作る

鶏肉をピザ生地に見立てて食べごたえアップ。
鶏肉のピザ風ステーキ

フライパン1つ

材料（2人分）
鶏むね肉 … 1枚（300g）
ピーマン（5mm幅の輪切り）… 小1個
塩、こしょう … 各適量
オリーブオイル … 大さじ1
A ┃ トマトケチャップ、マヨネーズ … 各大さじ1
　 ┃ カレー粉 … 小さじ¼
ピザ用チーズ … 50g

作り方
1. 鶏肉は縦に切り込みを入れて厚みを半分にして開く。包丁の背でたたき、半分に切って強めに塩、こしょうをふる。
2. フライパンにオリーブオイルを中火で熱し、1を焼く。8割ほど火が通ったら裏返して混ぜ合わせたAをぬり、ピーマン、ピザ用チーズをのせる。
3. 弱火でふたをしてチーズがとろりと溶けるまで蒸し焼きにする。

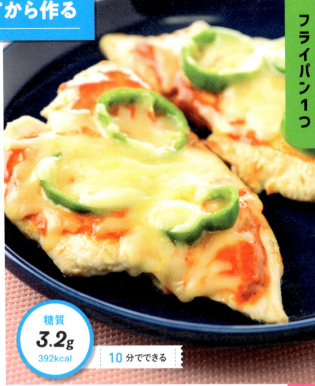

糖質 **3.2g** 392kcal　10分でできる

糖質の低い水菜を添えて。
バンバンジー

レンチン！

すりごまのコクうまだれで！

材料（2人分）
鶏むね肉 … 1枚（300g）
水菜（4cm長さに切る）… 2株
塩 … 小さじ¼
酒 … 大さじ1

A ┃ すりごま（白）… 大さじ2
　 ┃ マヨネーズ … 大さじ1
　 ┃ しょうゆ、寿司酢 … 各大さじ½
　 ┃ ごま油 … 小さじ1
　 ┃ ラー油 … 少々

作り方
1. 鶏肉は縦半分に切ってフォークで全体に穴をあける。耐熱容器に入れて塩、酒を全体になじませ、ふんわりとラップをかけて電子レンジで3分加熱し、上下を返して2分加熱してそのまま冷ます。
2. 鶏肉を冷ましている間に、Aをよく混ぜ合わせる。
3. 器に水菜、食べやすくほぐした1を盛り合わせ、2をかける。

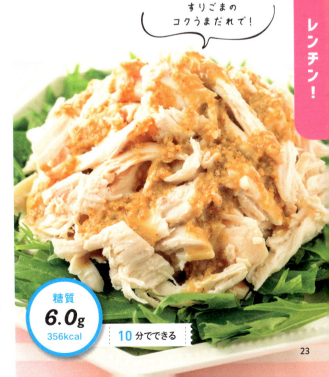

糖質 **6.0g** 356kcal　10分でできる

鶏むね肉

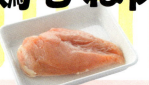

やせる作りおきのコツ！
鶏むね肉は**生クリームを加えて煮たり、玉ねぎのすりおろしや酢**などのたれで調味すると、パサつかずジューシーになり、満足感のある味わいに。

休日は **やせる作りおき**

かんたん♪

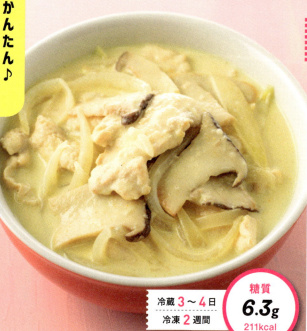

冷蔵 3〜4日
冷凍 2週間
糖質 **6.3g**
211kcal

鶏むね肉はそぎ切りにして口当たりよく。
鶏肉のカレークリーム煮

材料（4人分）

鶏むね肉…大1枚（350g）
玉ねぎ（くし形切りにしてほぐす）…½個
エリンギ（半分に切って縦薄切り）…大1本
塩、こしょう…各適量
薄力粉…大さじ1と½
バター…10g

A｜カレー粉…小さじ1
　｜水…1カップ
　｜顆粒コンソメ
　｜スープの素
　｜…小さじ1
生クリーム…⅓カップ

作り方

1. 鶏肉はひと口大のそぎ切りにし、強めに塩、こしょうをふって薄力粉をもみ込む。
2. フライパンにバターを中火で熱し、玉ねぎ、エリンギを炒める。油がなじんだらAを加え、煮立ったら1〜2分煮る。1も加えて弱火にし、ふたをして3分蒸し煮にする。
3. 2に生クリームを加え、煮たせないように温め、塩、こしょう各適量（分量外）で味をととのえる。

冷凍にぴったり！

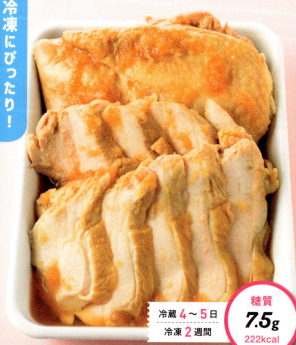

冷蔵 4〜5日
冷凍 2週間
糖質 **7.5g**
222kcal

蒸し汁ごと保存すると作りたての味わいに。
しみしみ鶏チャーシュー

材料（4人分）

鶏むね肉…2枚（600g）

A｜玉ねぎ（すりおろし）…¼個
　｜しょうゆ…大さじ3
　｜酒…大さじ2
　｜はちみつ…大さじ1
　｜オイスターソース、酢…各小さじ2

作り方

1. 鶏肉は厚みがあれば包丁で開き、全体にフォークで穴をあける。
2. 耐熱容器にAを合わせ、1を入れて全体になじませる。ふんわりとラップをかけて電子レンジで4分加熱する。上下を返して同様に3分30秒加熱する。そのまま蒸し汁ごと粗熱がとれるまで冷ます。

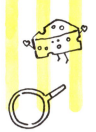

> ☑ **手早くやせるコツ！**
> 鶏むね肉を短時間でおいしく仕上げるには、**細切りやそぎ切り**にするのがポイント。炒め物には**パンチのあるバターじょうゆ**がおすすめ。鶏チリはケチャップ控めで糖質オフなのにコクたっぷり！

平日は 帰ってから作る

少量の片栗粉で味わいが増します。

鶏肉と小松菜のガーリック炒め

材料（2人分）
鶏むね肉…1枚（300g）
小松菜（4cm長さに切り、茎と葉に分ける）
　…1/2 束（150g）
にんにく（粗みじん切り）…1/2 かけ
A｜塩、こしょう…各適量
　｜片栗粉…小さじ2
サラダ油…大さじ1
酒…大さじ1
しょうゆ…小さじ2

作り方
1. 鶏肉は皮を除き、繊維を断つようにして細切りにしてAをもみ込む。
2. フライパンにサラダ油を中火で熱し、にんにくを炒める。香りが出たら、1を炒め、肉の色が変わったら小松菜を茎、葉の順に加えて炒め合わせ、酒、しょうゆで調味する。

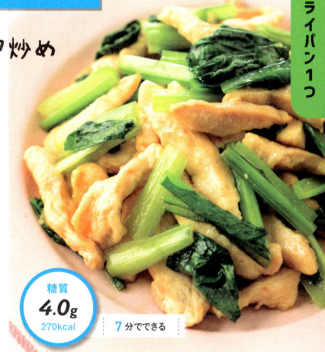

フライパン1つ

糖質 **4.0g** / 270kcal / 7分でできる

ねぎは斜め薄切りにして時短&食べごたえアップ。

ねぎたっぷり鶏チリ

材料（2人分）
鶏むね肉…1枚（300g）
長ねぎ（斜め薄切り）…1本
塩、こしょう…各少々
A｜水、トマトケチャップ…各大さじ2
　｜しょうゆ…大さじ1
　｜鶏ガラスープの素、ごま油…各小さじ1
　｜片栗粉…小さじ1/2
　｜豆板醤…小さじ1/4

作り方
1. 鶏肉は縦半分に切ってからひと口大のそぎ切りにし、塩、こしょうをふる。
2. 耐熱ボウルにAを混ぜ合わせ、1、長ねぎを加えて混ぜる。ふんわりとラップをかけて電子レンジで3分加熱する。取り出して混ぜ、同様に3分加熱し、よく混ぜてラップをしたまま2分おく。

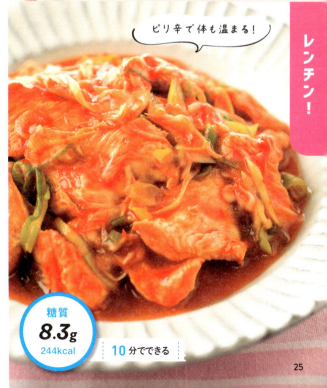

「ピリ辛で体も温まる！」

レンチン！

糖質 **8.3g** / 244kcal / 10分でできる

鶏ささみ

☑ **やせる作りおきのコツ！**
低糖質＆高たんぱくの鶏ささみはダイエットにおすすめ。同じく低糖質の**オイルで蒸し煮にしたり、ナッツであえる**と作りおいてもしっとり。

\ 休日は /
やせる作りおき

かんたん♪

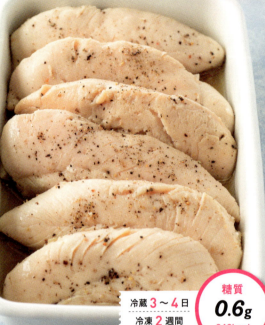

鶏ささみは余熱で火を通すとふっくらやわらかに。
ささみのオイル煮

材料（4人分）

鶏ささみ（筋なし）…6本（400g）

A｜砂糖…小さじ½
　｜塩…小さじ1

B｜水…½カップ
　｜サラダ油…大さじ3
　｜顆粒コンソメスープの素…小さじ¼
　｜粗びき黒こしょう…適量

作り方

1 鶏ささみはAをまぶして10分おき、水けをよくふく。

2 フライパンに1を並べ、Bを入れて中火にかける。表面の色が変わったら裏返し、全体に白っぽくなったら火を止める。ふたをしてそのまま余熱で火を通す。

冷蔵 3〜4日 ／ 冷凍 2週間
糖質 **0.6g** ／ 243kcal

冷凍にぴったり！

「おつまみにも◎」

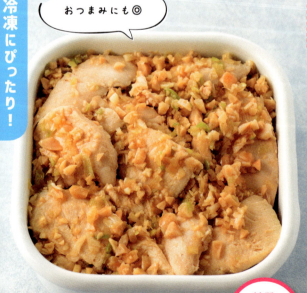

ねぎとナッツ入りの香味だれにやみつき！
ささみのねぎナッツあえ

材料（4人分）

鶏ささみ（筋なし）…6本（400g）
塩…小さじ¼
酒…大さじ1

A｜長ねぎ（みじん切り）…1本
　｜しょうが（みじん切り）…1かけ
　｜ピーナッツ（粗く刻む）…30g
　｜黒酢（または酢）…大さじ2
　｜ごま油、しょうゆ…各大さじ1
　｜オイスターソース…小さじ2

作り方

1 耐熱容器に鶏ささみを入れ、塩、酒をまぶす。ふんわりとラップをかけ、電子レンジで3分加熱し、上下を返して2分30秒加熱してそのまま冷ます。

2 Aは混ぜ合わせる。

3 1の汁けをきってそぎ切りにし、2であえて1時間以上おく。

冷蔵 3〜4日 ／ 冷凍 2週間
糖質 **4.4g** ／ 200kcal

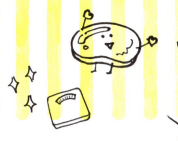

☑ **手早くやせるコツ！**
あっさり味の鶏ささみは、**バターや白菜キムチ、塩昆布などパンチやうまみがある食材と合わせる**のがおすすめ。短時間で味が決まり、たっぷり食べても安心の低糖質！

＼平日は／

● 帰ってから作る

ささみのキムチバター炒め

バター＋キムチ、クセになる組み合わせです。

フライパン1つ

材料（2人分）
鶏ささみ（筋なし）… 2本
白菜キムチ … 100g
小ねぎ（4cm長さに切る）… 3本
塩、こしょう、薄力粉 … 各適量
バター … 10g
しょうゆ … 小さじ2

作り方
1. 鶏ささみはそぎ切りにし、軽く塩、こしょう、薄力粉をふる。
2. フライパンにバターを中火で熱し、1を炒める。肉の色が変わってきたら、白菜キムチ、しょうゆを加え、炒め合わせる。小ねぎも加えてさっと炒め合わせる。

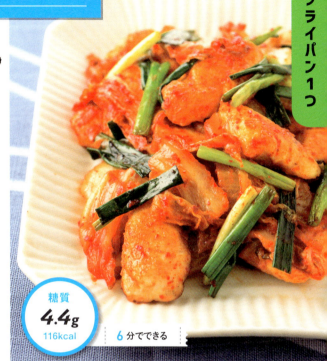

糖質 **4.4g** 116kcal　6分でできる

ささみとレタスの塩昆布あえ

低糖質なレタスとあえてボリュームアップ！

レンチン！

材料（2人分）
鶏ささみ（筋なし）… 2本
A｜ 塩、こしょう … 各適量
　｜ 酒 … 大さじ1
レタス（手でちぎる）… 大2～3枚
B｜ 塩昆布 … 大さじ1と½
　｜ オリーブオイル … 大さじ2

作り方
1. 耐熱容器に鶏ささみを入れてAをまぶし、ふんわりとラップをかけて電子レンジで2分加熱する。上下を返して1分30秒加熱する。粗熱がとれたら食べやすい大きさにほぐす。
2. ボウルに汁けをきった1、レタス、Bを入れてよくあえる。

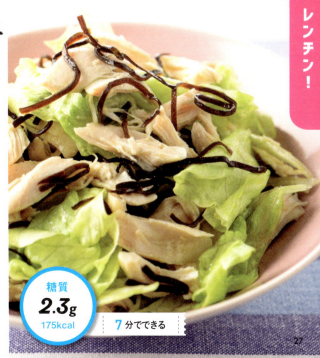

糖質 **2.3g** 175kcal　7分でできる

鶏骨つき肉

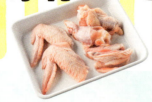

✓ **やせる作りおきのコツ!**
手羽先、手羽元はどちらも低糖質で食べごたえ満点。**ポン酢しょうゆやまいたけと一緒に蒸し煮にする**と肉質がやわらかくなり、保存にぴったり。

休日は やせる作りおき

かんたん♪

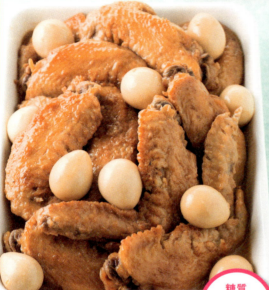

冷蔵 **4**日 / 冷凍 **2**週間
糖質 **6.7g** / 351kcal
(※冷凍の場合はうずら卵を除く)

切り込みを入れると味がよくしみます。
手羽先とうずら卵のポン酢煮

材料(4人分)

鶏手羽先 … 12本
うずら卵水煮 … 12個
塩、こしょう … 各適量
サラダ油 … 大さじ1

A
| ポン酢しょうゆ … 3/4カップ
| 水 … 1カップ
| みりん … 大さじ1

作り方

1. 鶏手羽先は表面にフォークで穴をあけ、裏側の骨にそって切り込みを入れ、強めに塩、こしょうをふる。
2. 深めのフライパンにサラダ油を中火で熱し、1の両面に焼き色がつくまで焼く。余分な油をふいてAを加え、煮立ったら弱火でふたをして15分煮る。
3. 煮上がる3分前にうずら卵を加えて一緒に煮る。

冷凍にぴったり!

ほろっとほぐれる やわらかさ!

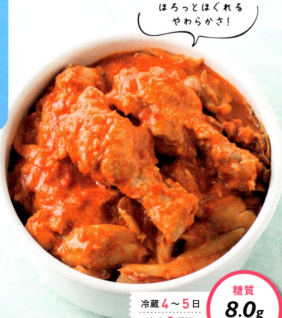

冷蔵 **4~5**日 / 冷凍 **2**週間
糖質 **8.0g** / 258kcal

クリームチーズを加えてまろやかな味わいに。
手羽元のトマトクリーム煮

材料(4人分)

鶏手羽元 … 12本
まいたけ(大きめにほぐす) … 1パック
玉ねぎ(粗みじん切り) … 1/2個
にんにく(みじん切り) … 1/2かけ
塩、こしょう、薄力粉 … 各適量
サラダ油 … 大さじ1

A
| トマト水煮缶(カットタイプ) … 1缶(400g)
| 水 … 1/2カップ
| 白ワイン(または酒) … 大さじ2
| しょうゆ … 小さじ2
| 顆粒コンソメスープの素 … 小さじ2
| クリームチーズ(個包装タイプ) … 2個

作り方

1. 鶏手羽元は骨にそって切り込みを入れ、強めに塩、こしょうをふり、薄力粉を薄くまぶす。
2. フライパンにサラダ油を中火で熱し、1の両面に焼き色をつける。玉ねぎ、にんにく、まいたけを加え、弱火で炒める。
3. 野菜がしんなりしたら、Aを加えて火を強め、煮立ったら、コンソメスープの素を加えて、弱火でふたをして13~15分煮る。クリームチーズをちぎって加え、溶かしながら温め、塩、こしょう(各分量外)で味をととのえる。

☑ **手早くやせるコツ！**
帰ってすぐ食べるなら火の通りが早い鶏手羽中を使いましょう。フライパン調理なら**ウスターソースをからめるようにして炒め**、レンチンなら**下味をよくもみ込んでから**加熱してください。

平日は 帰ってから作る

両面にしっかりと焼き色をつけるのがコツ。
手羽中のソース炒め

フライパン1つ

材料（2人分）
鶏手羽中 … 10本
塩、こしょう … 各適量
サラダ油 … 大さじ½
ウスターソース … 大さじ1
粉チーズ … 大さじ1

作り方
1. 鶏手羽中は骨にそって1本切り込みを入れ、塩、こしょうをふってよくもみ込む。
2. フライパンにサラダ油を中火で熱し、1の皮目を下にして入れ、両面を3分ずつ焼く。
3. 余分な脂をふき、ウスターソースを加えてフライパンをゆすりながら全体によくからめる。器に盛り、粉チーズ、お好みでパセリのみじん切りをふる。

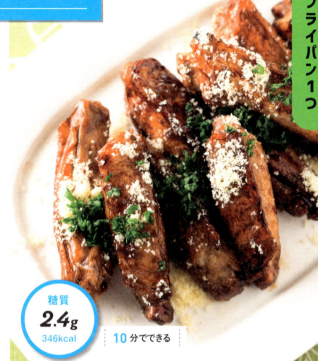

糖質 **2.4g** 346kcal　10分でできる

たっぷりと黒こしょうをきかせてスパイシーに！
手羽中とまいたけのピリ辛蒸し

レンチン！

材料（2人分）
鶏手羽中 … 10本
まいたけ（大きめにほぐす）… 1パック
塩、粗びき黒こしょう … 各適量
ごま油 … 小さじ2
A ｜ しょうが（すりおろし）… ½かけ
　 ｜ 酒、しょうゆ … 各小さじ2
ラー油 … 適量

作り方
1. 鶏手羽中は骨にそって1本切り込みを入れ、塩、粗びき黒こしょうをふり、ごま油をよくからめて耐熱容器に重ならないように並べる。ふんわりとラップをかけて電子レンジで3分加熱する。
2. 1を混ぜ、まいたけ、混ぜ合わせたAを加えて同様に2分30秒加熱する。
3. 再び混ぜてラー油をからめて器に盛る。お好みでカイワレ菜を散らす。

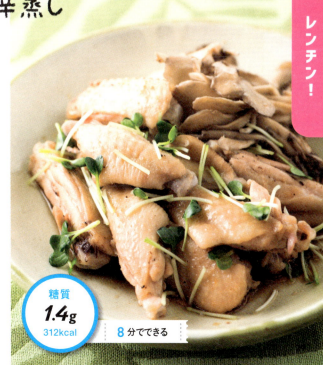

糖質 **1.4g** 312kcal　8分でできる

豚こま切れ肉

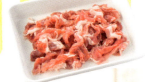

✓ **やせる作りおきのコツ！**
お値打ちな豚こま切れ肉はダイエットの強い味方。しっとりやわらかな食感を楽しむマリネや、カリッと香ばしい揚げだんごでおいしい作りおきに。

\ 休日は /

● やせる作りおき

かんたん♪

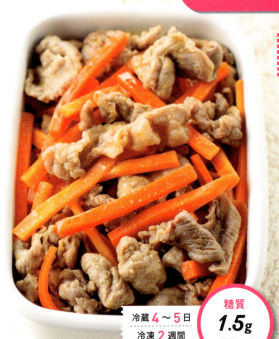

冷蔵 4〜5日
冷凍 2週間

糖質 **1.5g**
158kcal

時間をおくほど味がしみ込む定番マリネ。
豚肉とにんじんのカレーマリネ

材料（4人分）

豚こま切れ肉 … 300g

にんじん（細切り）… 1/2本
A ┃ オリーブオイル、酢、しょうゆ … 各大さじ1
　 ┃ カレー粉 … 小さじ1/2
塩、こしょう … 各適量
サラダ油 … 大さじ1

作り方

1. 耐熱容器ににんじん、塩少々（分量外）を入れ、ラップをかけずに電子レンジで1分加熱し、混ぜ合わせたAに加えてなじませる。
2. 豚肉は強めに塩、こしょうをふり、もみ込む。
3. フライパンにサラダ油を中火で熱し、2を2〜3分炒める。脂を軽くきって1に加えてあえ、1時間おく。

冷凍にぴったり！

冷蔵 4〜5日
冷凍 2週間

糖質 **1.3g**
95kcal
1個分

美容効果の高いごまをまぶして揚げ焼きに。
豚のごま揚げだんご

材料（10個分）

豚こま切れ肉 … 300g

A ┃ 梅干し（種を除いて包丁でたたく）… 2個
　 ┃ しょうゆ … 大さじ1
　 ┃ 塩、こしょう … 各少々
B ┃ 薄力粉、水 … 各大さじ1
　 ┃ 溶き卵 … 1個分
いりごま（白）… 大さじ3
いりごま（黒）… 大さじ1
サラダ油 … 大さじ2

作り方

1. 豚肉にAをもみ込み、5分おく。
2. 1を10等分にして楕円形にまとめ、混ぜ合わせたBを全体につけ、合わせたごまをまぶす。
3. フライパンにサラダ油を中火で熱し、2の両面を弱めの中火で2〜3分ずつ揚げ焼きにし、油をよくきる。

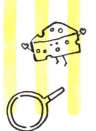

> ☑ **手早くやせるコツ！**
> さっと火が通る豚こま切れ肉はスピードおかずには欠かせない存在。**相性のよいキムチやチーズ**とフライパンで焼いても◎。人気のホイコーローだって**火を使わずにレンチンでかんたんに作れます**。

● 平日は 帰ってから作る

フライパン1つ

ダイエット中とは思えない満足感。
豚キムチのチーズ焼き

材料（2人分）
豚こま切れ肉 … 200g

白菜キムチ … 60g
にら（4cm長さに切る） … ½束
ごま油 … 大さじ1
塩、こしょう … 各適量
しょうゆ … 大さじ1
ピザ用チーズ … 60g

作り方
1. 豚肉は塩、こしょうをふる。
2. フライパンにごま油を中火で熱し、1を炒める。肉の色が変わったら、白菜キムチ、にら、しょうゆを加えて炒め合わせる。
3. ピザ用チーズをのせて弱火にし、ふたをして2〜3分、チーズがとろりとするまで蒸し焼きにする。

「とろ〜リチーズが最高！」

糖質 **3.4g** / 307kcal / 8分でできる

レンチン！

人気の中華料理がレンチンであっという間！
レンジホイコーロー

材料（2人分）
豚こま切れ肉 … 200g

キャベツ（ざく切り） … 大3枚（150g）
A｜酒 … 大さじ1と½
　｜みそ … 大さじ1
　｜みりん … 大さじ½
　｜しょうゆ … 小さじ2
　｜片栗粉、豆板醤、ごま油 … 各小さじ½

作り方
1. 耐熱ボウルにAを混ぜ合わせ、豚肉を加えてよくもみ込む。
2. ふんわりとラップをかけて電子レンジで2分30秒加熱する。キャベツを加えてざっと混ぜ、同様に2分30秒加熱し、そのまま1分おく。

糖質 **7.2g** / 200kcal / 8分でできる

豚こま切れ肉

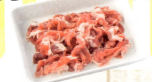

> ✓ **やせる作りおきのコツ！**
> 豚こま切れ肉をおいしく長持ちさせるためには、香味野菜や塩麹を使います。ダイエット中のもの足りなさは一切ナシ！ 家族みんなで楽しめます。

休日は **やせる作りおき**

かんたん♪

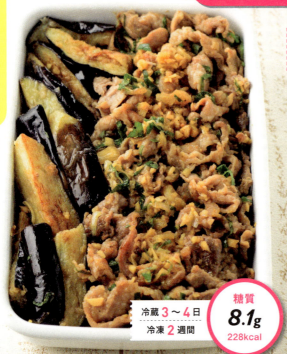

冷蔵 3〜4日 / 冷凍 2週間
糖質 **8.1g** 228kcal

さっぱりだけどコクのある常備菜です。
豚肉となすの薬味マリネ

材料（4人分）

豚こま切れ肉 … 300g
なす（縦半分に切ってから4等分に切る）… 3本
塩、こしょう、薄力粉 … 各適量
長ねぎ（粗みじん切り）… 1本
しょうが（粗みじん切り）… 1かけ
青じそ（せん切り）… 6枚

A｜しょうゆ … 大さじ3
　｜酢 … 大さじ2
　｜みりん … 大さじ1
サラダ油 … 大さじ3

作り方

1. 耐熱容器にAを合わせ、ラップをかけずに電子レンジで1分加熱する。長ねぎ、しょうが、青じそを混ぜておく。
2. 豚肉、なすに塩、こしょうをふり、薄力粉を薄くまぶす。
3. フライパンにサラダ油を熱し、なすを3〜4分揚げ焼きにし、油をよくきる。続けて豚肉を2〜3分焼き、油をよくきる。ともに1に加えて1時間以上おく。

冷凍にぴったり！

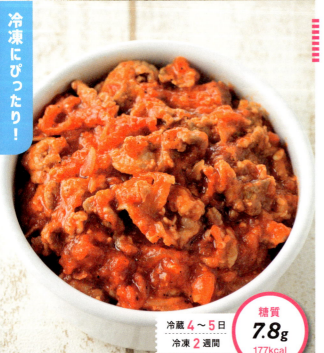

冷蔵 4〜5日 / 冷凍 2週間
糖質 **7.8g** 177kcal

塩麹効果で冷凍してもお肉がやわらか！
豚肉のトマト塩麹煮

材料（4人分）

豚こま切れ肉 … 300g
玉ねぎ（薄切り）… 1/2個
トマト水煮缶（カットタイプ）… 1缶（400g）
にんにく（みじん切り）… 1かけ

塩麹 … 大さじ2
オリーブオイル … 大さじ1
白ワイン … 大さじ1
こしょう … 適量
粉チーズ … 大さじ1と1/2

作り方

1. 豚肉に塩麹大さじ1をもみ込み、1時間おく。
2. フライパンにオリーブオイル、にんにく、玉ねぎを入れて弱めの中火で熱し、香りが出てきたら1を加えて炒める。
3. 肉に焼き色がついたら、白ワイン、トマト水煮缶を加え、残りの塩麹、こしょうを加えて弱火にし、ふたをして5〜6分煮る。仕上げに粉チーズを加えてひと煮する。

☑ **手早くやせるコツ！**
糖質の低いズッキーニは食べごたえがあって豚肉の炒め物との相性バツグン！バターじょうゆなら味もかんたんに決まります。ごま豆乳煮は、**レンジでさっと作れておなかにたまるひと皿。**

\平日は/
🕘 帰ってから作る

少ない材料で作れちゃう！

フライパン1つ

何度も食べたくなるコクうまおかず。
豚肉とズッキーニのバターじょうゆ炒め

材料（2人分）
豚こま切れ肉 … 200g
ズッキーニ（1cm幅の半月切り）… 小1本
バター … 15g
A│ しょうゆ … 大さじ1
 │ 塩、こしょう … 各適量

作り方
1. ズッキーニは塩少々（分量外）をふり、3分おいて水けをふく。
2. フライパンにバター10gを中火で熱し、1を炒める。少し焼き色がついてきたらいったん取り出す。
3. 2のフライパンに残りのバターを中火で熱し、豚肉を炒める。肉の色が変わったら2を戻し入れ、さっと炒め合わせ、Aで調味する。

糖質 **2.3g** 198kcal　10分でできる

クリーミーでやさしい味わいです。
豚こまのごま豆乳煮

レンチン！

材料（2人分）
豚こま切れ肉 … 200g
白菜（葉はざく切り、芯はそぎ切り）… 1/8株（200g）
塩、こしょう … 各適量
A│ 無調整豆乳 … 1カップ
 │ しょうが（すりおろし）… 1かけ
 │ 酒、すりごま（白）… 各大さじ2
 │ ポン酢しょうゆ … 大さじ1と1/2
 │ 顆粒和風だしの素 … 小さじ1

作り方
1. 豚肉に塩、こしょうをふってもみ込む。
2. 耐熱容器に白菜、1を順に入れ、混ぜ合わせたAを加える。ふんわりとラップをかけ、電子レンジで4分加熱する。
3. ざっと混ぜ、同様に電子レンジで3分加熱し、そのまま1分おく。

糖質 **8.2g** 298kcal　10分でできる

豚薄切り肉

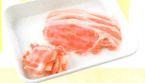

やせる作りおきのコツ！
豚肉は糖代謝に必要なビタミンB_1が豊富。**弱めの火加減でゆでると作りおいてもしっとり。揚げ物のパン粉は細かめにするとカリッとします。**

休日は

やせる作りおき

かんたん♪

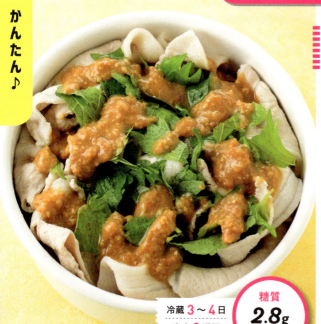

冷蔵 3〜4日
冷凍 2週間

糖質 **2.8g**
191kcal
（※たれと青じそは除く）

梅干しと青じそのさわやかな風味が◎。
豚しゃぶの梅ごまだれ

材料（4人分）
豚肩ロースしゃぶしゃぶ用肉 … 350g
A｜梅干し（種を除いてたたく）… 2個
　｜すりごま（白）、酢、めんつゆ（3倍濃縮）… 各大さじ2
　｜ごま油 … 大さじ1/2
青じそ（手で大きめにちぎる）… 8枚

作り方
1. 鍋に湯を沸かし、塩小さじ1/2、酒大さじ1（各分量外）を入れ、ぶくぶくしない程度の火加減で豚肉を1枚ずつゆで、ざるにあげる。
2. Aはよく混ぜ合わせる。
3. 1の水けをきって保存容器に入れ、Aをかけて青じそをちらす。

冷凍にぴったり！

お弁当おかずにぴったり！

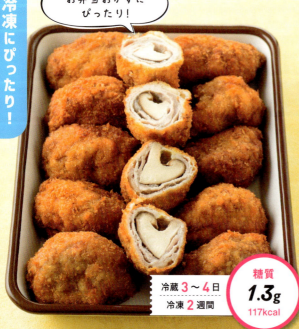

冷蔵 3〜4日
冷凍 2週間

糖質 **1.3g**
117kcal
1個分

肉厚のしいたけを巻いて食べごたえアップ！
しいたけ巻きカツ

材料（12個分）
豚肩ロース薄切り肉 … 24枚（400g）
しいたけ（石づきを除き、縦半分に切る）… 大6個
塩、こしょう … 各適量
A｜薄力粉 … 大さじ1
　｜溶き卵 … 1個分
　｜パン粉 … 大さじ4
揚げ油 … 適量

作り方
1. 豚肉に塩、こしょうをし、豚肉1枚を広げてしいたけ1切れをのせ、しっかりと巻きつける。もう1枚の豚肉でさらに巻いて手でしっかりと押さえる。全部で12個作る。
2. 表面にも塩、こしょうをし、Aを順につける。
3. 170℃の揚げ油で2を5〜6分揚げ、油をよくきる。

PART.1 肉のおかず

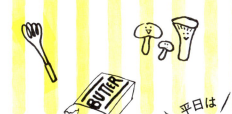

☑ **手早くやせるコツ！**
豚薄切り肉はスピード調理にぴったり！ **組み合わせる食材も火の通りが早い長ねぎや豆苗**がおすすめです。どちらも低糖質で豚肉との相性がよく、プラスする調味料も少なくてすむからラクチン！

\平日は/
🕐 **帰ってから作る**

フライパン1つ

長ねぎに下味をつけるのがポイント。
豚肉のねぎ塩炒め

材料（2人分）
豚ロース薄切り肉…200g
長ねぎ（斜め薄切り）…1本
A ┃ 塩……小さじ½
　 ┃ ごま油、レモン汁…各大さじ1
サラダ油…大さじ½
酒…大さじ1
粗びき黒こしょう…適量

作り方
1. 豚肉は3cm幅に切る。
2. 長ねぎはAを順にからめて、3分おく。
3. フライパンにサラダ油を中火で熱し、1を炒める。肉の色が変わったら、酒をふって1分炒め、2を加えてざっと炒め合わせ、粗びき黒こしょうをふる。

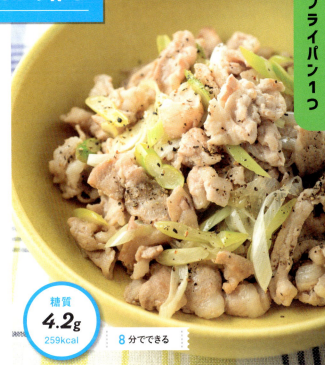

糖質 **4.2g** 259kcal　8分でできる

レンチン！

たれはポン酢しょうゆとごま油で手軽に。
豚しゃぶと豆苗のおろしあえ

材料（2人分）
豚ロースしゃぶしゃぶ用肉…200g
豆苗（半分に切る）…1パック
塩、こしょう…各適量
酒…大さじ1
大根おろし（水けを絞る）…5cm分(150g)
A ┃ ポン酢しょうゆ…大さじ2
　 ┃ ごま油…小さじ2

作り方
1. 耐熱容器に半量の豆苗、半量の豚肉の順に繰り返し広げて並べる。塩、こしょうをふって酒をまわしかけ、ふんわりとラップをかけて電子レンジで3分30秒加熱する。
2. 全体をざっと混ぜて器に盛り、大根おろしをのせる。混ぜ合わせたAをかけ、お好みで七味唐辛子をふる。

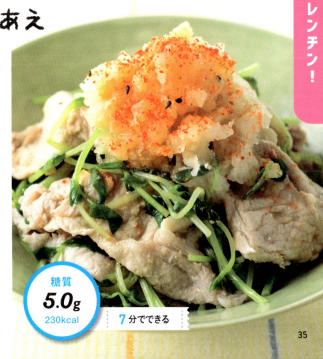

糖質 **5.0g** 230kcal　7分でできる

豚薄切り肉

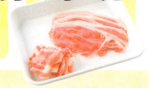

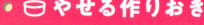

> ✓ **やせる作りおきのコツ！**
> 豚薄切り肉は**弱火でやわらかくゆでてマリネにし**たり、**肉巻きを弱火でじっくり蒸し焼きに**すれば、時間がたってもパサつかずおいしさが長持ちします。

休日は **やせる作りおき**

かんたん♪

ゆずこしょうで日持ちも味わいもアップ。
豚しゃぶとピーマンのマリネ

冷蔵 3〜4日 / 冷凍 2週間
糖質 **3.0g** / 218kcal

材料（4人分）
豚肩ロースしゃぶしゃぶ用肉 … 300g
玉ねぎ（薄切り）… ½個
ピーマン（薄い輪切り）… 2個
A｜オリーブオイル … 大さじ3
　｜酢 … 大さじ2
　｜しょうゆ … 大さじ1
　｜塩 … 小さじ¼
　｜ゆずこしょう … 小さじ⅓

作り方
1. 玉ねぎは水に5分さらして水けを絞る。
2. 耐熱容器に **A**、**1**、ピーマンを入れ、ラップをかけずに電子レンジで1分加熱する。
3. 鍋に湯を沸かし、塩小さじ½、酒大さじ1（各分量外）を入れ、ぶくぶくしない程度の火加減で豚肉を1枚ずつゆで、ざるにあげる。水けをきって **2** に加えてあえ、1時間以上おく。

冷凍にぴったり！

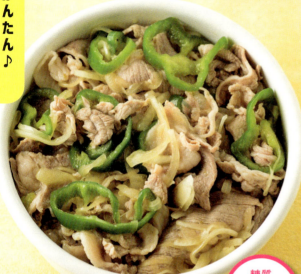

長ねぎに切り込みを入れて噛みきりやすく。
豚肉のねぎ巻き焼き

冷蔵 3〜4日 / 冷凍 2週間
糖質 **3.8g** / 84kcal ※1個分

材料（12個分）
豚ロース薄切り肉 … 24枚（400g）
長ねぎ（表面に斜めの浅い切り込みを入れる）… 2本
塩、こしょう … 各適量
A｜みそ … 大さじ4
　｜みりん … 大さじ2
サラダ油 … 大さじ1

作り方
1. 豚肉は半量を少し重ねながら広げ、混ぜ合わせた **A** を半量ぬり、長ねぎの半量をのせてきつく巻く。同様にもう1本作り、軽く塩、こしょうをふり、1本を6等分に切る。
2. フライパンにサラダ油を中火で熱し、**2** の巻き終わりを下にして入れ、1〜2分焼く。少し焼き色がついたら弱めの中火にし、ふたをしてときどき転がしながら7〜8分焼く。

> ☑ **手早くやせるコツ！**
> 卵やアボカドは糖質が少なく、**豚肉との相性も抜群**です。フライパン調理はマヨネーズ、塩、こしょうのみのシンプルな味つけに。レンチン調理にはやわらかなしゃぶしゃぶ用肉がおすすめです。

平日は 帰ってから作る

うちにあるものでパパッと完成！
豚肉とミニトマトのマヨ卵炒め

フライパン1つ

かんたんすぎ！でもうまうま

材料（2人分）

豚肩ロース薄切り肉 … 200g
ミニトマト（へたを除く）… 4個
塩、こしょう … 各適量
サラダ油 … 大さじ 1/2
A｜卵 … 2個
　｜マヨネーズ … 大さじ 1
　｜塩、こしょう … 各適量

作り方

1. 豚肉は5cm幅に切り、塩、こしょうをふる。Aは溶きほぐす。
2. フライパンにサラダ油を熱し、豚肉を炒める。肉の色が変わり、8割ほど火が通ったらミニトマトを加えて炒め、Aも加えて炒め合わせる。

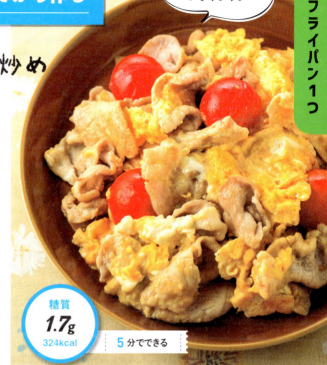

糖質 **1.7g** 324kcal　5分でできる

アボカドが溶けてふわっとクリーミー！
豚しゃぶとアボカドのクリーム煮

レンチン！

材料（2人分）

豚ロースしゃぶしゃぶ用肉 … 180g
アボカド（種と皮を取り、大きめの乱切り）… 1個
A｜白ワイン … 大さじ 2
　｜生クリーム … 1/2 カップ
　｜水 … 1/4 カップ
　｜顆粒コンソメスープの素 … 小さじ 1
　｜塩 … 小さじ 1/4
　｜こしょう … 適量
粉チーズ … 大さじ 1

作り方

1. 耐熱容器にAを入れて混ぜ合わせ、豚肉、アボカドを加える。ふんわりとラップをかけて電子レンジで4分加熱する。取り出してざっと混ぜ、同様に1分加熱する。
2. 器に1を盛り、粉チーズ、お好みで粗びき黒こしょうをふる。

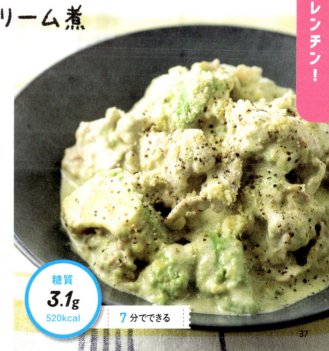

糖質 **3.1g** 520kcal　7分でできる

豚バラ薄切り肉

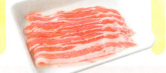

☑ **やせる作りおきのコツ！**
コクのある豚バラに**しょうがや梅干しを組み合わせると味のバランスがよくなり、日持ちもアップ**。ダイエット中にうれしい満足感もあります。

＼ 休日は ／
🍲 やせる作りおき

かんたん♪

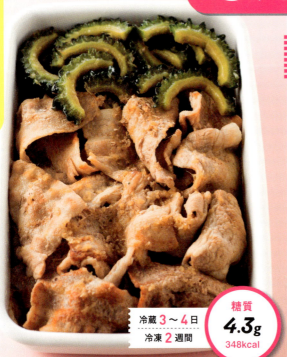

冷蔵 3〜4日
冷凍 2週間

糖質 **4.3g**
348kcal

ゴーヤの苦み成分には血糖値を下げる効果も！
豚バラとゴーヤのめんつゆマリネ

材料（4人分）

豚バラ薄切り肉 … 300g
ゴーヤ（種とわたを除き、5mm幅の輪切り）… 1/2本
A ｜ 水 … 1カップ
　　｜ めんつゆ（3倍濃縮）… 大さじ4
　　｜ ごま油 … 小さじ2
　　｜ しょうが（すりおろし）… 2かけ
　　｜ サラダ油 … 小さじ1

作り方

1. ゴーヤは塩小さじ1/2（分量外）をふってもみ、しばらくおいて水けを絞る。
2. 耐熱容器にAを入れ、ラップをかけずに電子レンジで2分加熱し、しょうがを加える。
3. 豚肉は3等分に切る。フライパンにサラダ油を中火で熱し、豚肉の両面を3分焼いて油をよくきる。同じフライパンでゴーヤに焼き色がつくまで焼く。ともに2に加えてなじませ、1時間以上おく。

冷凍にぴったり！

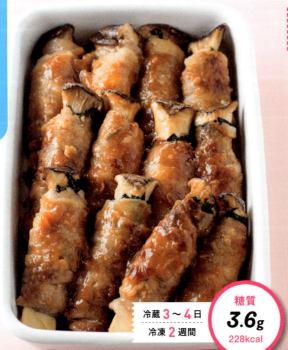

冷蔵 3〜4日
冷凍 2週間

糖質 **3.6g**
228kcal

腹持ちがよく、歯ごたえも good！
エリンギの豚しそ巻き

材料（6人分）

豚バラ薄切り肉 … 12枚（300g）
エリンギ（手で縦4等分にさく）… 3本
青じそ … 12枚
塩、こしょう、薄力粉 … 各適量
サラダ油 … 大さじ1/2
A ｜ 梅干し（種を除いて包丁でたたく）… 2個
　　｜ 水 … 大さじ2
　　｜ しょうゆ … 大さじ1と1/2
　　｜ みりん … 大さじ1

作り方

1. 豚肉1枚に青じそ1枚、エリンギ1切れをのせ、きつく巻く。塩、こしょうをふり、薄力粉を薄くまぶす。全部で12本作る。
2. フライパンにサラダ油を中火で熱し、1の巻き終わりを下にして入れる。全体に焼き色がついたら、弱火にしてふたをし、3〜4分蒸し焼きにする。
3. 2の余分な脂をふき、混ぜ合わせたAを加え、照りが出るまでよくからめる。

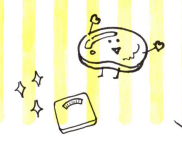

☑ **手早くやせるコツ！**
重ならないようにラップで包んで冷凍しておくと重宝する豚バラ肉。フライパンならさっと炒めて**マヨネーズとみそでかんたんに味つけ！** レンチンなら**粒マスタードをきかせて**さっぱりと仕上げます。

平日は
● 帰ってから作る

料理したくない日もこれならできそう！

フライパン1つ

パンチのある味つけでもの足りなさゼロ！
豚肉のマヨみそ炒め

材料（2人分）
豚バラ薄切り肉 … 180g
玉ねぎ（くし形切りにしてほぐす）… 1個
サラダ油 … 大さじ½
A｜マヨネーズ、酒 … 各大さじ1
　｜みそ … 大さじ½
塩、粗びき黒こしょう … 各少々

作り方
1 豚肉は5cm幅に切る。
2 フライパンにサラダ油を中火で熱し、1を炒める。肉の色が変わったら、玉ねぎを加えて透き通るまで炒め合わせる。
3 混ぜ合わせたAを加えて全体にからめ、塩、粗びき黒こしょうで味をととのえる。

糖質 **8.9g** 478kcal　6分でできる

隠し味にしょうゆを使うとおいしさアップ。
豚肉の粒マスタード炒め

レンチン！

材料（2人分）
豚バラしゃぶしゃぶ用肉 … 180g
赤パプリカ（細切り）… ½個
塩、こしょう … 各少々
A｜粒マスタード … 大さじ1
　｜白ワイン … 小さじ2
　｜しょうゆ、オリーブオイル … 各小さじ1
　｜塩 … 小さじ¼

作り方
1 豚肉は4cm幅に切り、塩、こしょうをもみ込む。
2 耐熱ボウルに1を入れ、混ぜ合わせたAを加えてざっと混ぜ、ふんわりとラップをかけて電子レンジで2分30秒加熱する。
3 取り出して混ぜてパプリカをのせ、同様に2分加熱する。

糖質 **3.5g** 410kcal　7分でできる

豚厚切り肉

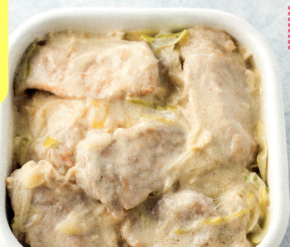

かんたん♪

休日は **やせる作りおき**

☑ **やせる作りおきのコツ！**
食べごたえ十分ながら低糖質の豚厚切り肉。**生クリームやすりおろした玉ねぎと一緒に煮る**と、作りおいてもかたくならず、やわらかい口当たりです。

長ねぎはよく炒めて甘みを引き出して。
豚肉のねぎクリーム煮

材料（4人分）

豚トンカツ用肉…4枚

長ねぎ（斜め薄切り）…1本
塩、こしょう、
　薄力粉…各適量
サラダ油…小さじ2
バター…5g

A｜白ワイン…大さじ2
　｜水…¼カップ
　｜生クリーム…½カップ
　｜めんつゆ（3倍濃縮）…小さじ2
　｜塩…少々

作り方

1. 豚肉は筋を切り、4等分のそぎ切りにする。強めに塩、こしょうをふり、薄力粉を薄くまぶす。
2. フライパンにサラダ油を中火で熱し、1の全体に薄く焼き色がつくまで焼き、いったん取り出す。
3. 2にバターを加えて熱し、長ねぎを加えてしっとりするまで炒める。2を戻し入れ、白ワイン、水を加えて弱火でふたをして5〜6分蒸し煮にする。Aを加えて煮立たせないように温める。

冷蔵 3〜4日　冷凍 2週間
糖質 **4.8g**　318kcal

冷凍にぴったり！

ごちそう感がハンパない！

麦茶で煮ると余分な脂が落ちてコクがアップ。
煮豚

材料（6人分）

豚肩ロースかたまり肉…700〜800g

塩、こしょう…各適量
サラダ油…小さじ1

A｜玉ねぎ（すりおろし）…½個
　｜麦茶…2カップ
　｜しょうゆ…½カップ
　｜酢、焼酎…各¼カップ
　｜はちみつ…大さじ1

作り方

1. 豚肉はフォークで何カ所か刺し、全体に塩、こしょうをすり込む。
2. 鍋にサラダ油を中火で熱し、1の全面に焼き色がつくまで3分ほど焼き、いったん取り出す。
3. 鍋の余分な脂をふいて混ぜ合わせたAを入れ、2を戻し入れて中火にかける。煮立ったら落としぶたをして、鍋ぶたもずらしてのせ、弱めの中火で40〜50分煮る。

冷蔵 4〜5日　冷凍 2週間
糖質 **8.4g**　342kcal

☑ **手早くやせるコツ！**

こってり味にもさっぱり味にもどちらも合う豚トンカツ用肉。帰ってから作るときは**包丁の背で肉をたたいてからフライパンで焼いたり、レンジ加熱すれば**、短時間で火が通り、生焼けの心配もありません。

\ 平日は /
● 帰ってから作る

チーズで味がワンランクアップ。
ポークソテーカマンベールチーズのせ

フライパン1つ

材料（2人分）
豚トンカツ用肉 … 2枚
塩、粗びき黒こしょう … 各適量
サラダ油 … 大さじ 1/2
酒 … 大さじ1
カマンベールチーズ（個包装タイプ・横半分に切る）… 3個
しょうゆ … 小さじ2
小ねぎ（小口切り）… 2本

作り方

1. 豚肉は筋を切って包丁の背でたたき、塩、粗びき黒こしょうを強めにふる。
2. フライパンにサラダ油を中火で熱し、1を2分焼く。焼き色がついたら裏返して白ワインをふり、弱めの中火でふたをして2分焼く。
3. 2にカマンベールチーズをのせ、ふたをしてチーズが少しとろりとするまで蒸し焼きにする。器に盛り、しょうゆをたらし、小ねぎをちらす。

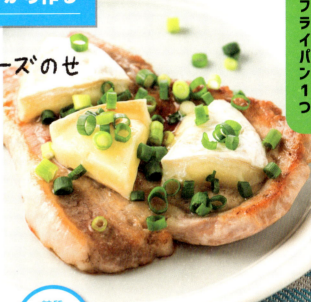

糖質 **1.4g** 269kcal　**8分でできる**

蒸らして豚肉をやわらかく仕上げます。
豚肉のしょうが蒸し煮

レンチン！

材料（2人分）
豚トンカツ用肉 … 2枚
玉ねぎ（薄切り）… 1/2個
塩、こしょう … 各適量

A｜ 酒 … 大さじ1
　｜ しょうゆ … 小さじ2

しょうが（薄切り）… 3枚
ごま油 … 小さじ2
青じそ（せん切り）… 5枚

作り方

1. 豚肉は筋を切り、包丁の背でたたいて半分に切り、塩、こしょうを強めにふる。
2. 耐熱容器に玉ねぎ、1、しょうがの順にのせ、混ぜ合わせたAをまわしかける。ふんわりラップをかけて電子レンジで4分加熱し、そのまま2分おく。
3. 器に盛り、ごま油をまわしかけ、青じそを添える。

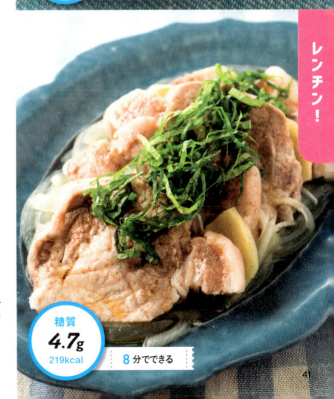

糖質 **4.7g** 219kcal　**8分でできる**

牛こま切れ肉

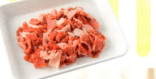

✓ **やせる作りおきのコツ！**
牛こま切れ肉は少量でもコクがあって低糖質。**白菜キムチやポン酢しょうゆと一緒にマリネ**すると、最後のひと口までさっぱりおいしく食べられます。

\ 休日は /
🍱 **やせる作りおき**

かんたん♪

冷蔵 3〜4日
冷凍 NG
糖質 **2.5g**
231kcal

中途半端に余ったキムチでもおいしくできます。
牛こまとキムチのマリネ

材料（4人分）
牛こま切れ肉 … 300g
白菜キムチ … 100g
塩、粗びき黒こしょう … 各少々
薄力粉 … 小さじ½
ごま油 … 小さじ2
A ┃ しょうゆ、酢 … 各大さじ1
　 ┃ ごま油 … 小さじ2

作り方
1. 牛肉は塩、粗びき黒こしょう、薄力粉をもみ込む。
2. フライパンにごま油を中火で熱し、1を2〜3分焼く。
3. ボウルに2、白菜キムチ、Aを加えてよく混ぜ合わせる。

冷凍にぴったり！

冷蔵 4〜5日
冷凍 2週間
糖質 **4.0g**
267kcal

牛肉は熱いうちにマリネ液に漬けるのがコツ。
牛肉のポン酢マリネ

材料（4人分）
牛こま切れ肉 … 300g
長ねぎ（せん切り）… 1本
塩 … 小さじ¼
A ┃ ポン酢しょうゆ … 大さじ5
　 ┃ ごま油 … 大さじ2
　 ┃ いりごま（白）… 大さじ1
　 ┃ こしょう … 適量

作り方
1. 長ねぎは塩をふってもみ、水にさらして水けをきり、Aと混ぜ合わせる。
2. 牛肉は塩小さじ½、酒大さじ1（各分量外）の入った熱湯で2〜3分ゆで、水けをきる。熱いうちに1に加えてなじませ、1時間以上おく。

PART.1 肉のおかず

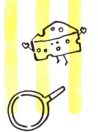
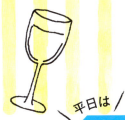

> ☑ **手早くやせるコツ！**
> 牛こま切れ肉は時間のないときにも大活躍。**もみ混ぜて焼くとステーキのようなリッチなおかず**に。糖質の低いセロリとレンチンすればボリュームアップ。調味に白ワインを使えばさらに糖質オフ！

平日は 帰ってから作る

牛こまのステーキ風
特売の牛こま切れ肉とは思えないほど絶品。

材料（2人分）
牛こま切れ肉 … 200g
塩 … 小さじ ¼
粗びき黒こしょう … 適量
粉チーズ … 大さじ 2
オリーブオイル … 大さじ 1

作り方
1. 牛肉に塩、粗びき黒こしょう、粉チーズ大さじ1をもみ込む。半分に分けて楕円形に形を整え、残りの粉チーズをまぶす。
2. フライパンにオリーブオイルを中火で熱し、1を2〜3分焼く。焼き色がついたら裏返し、弱火でふたをして2〜3分焼く。器に盛り、お好みでレタス、レモンを添える。

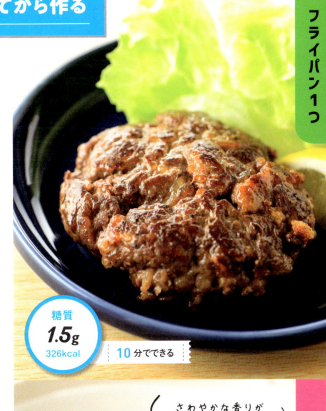

フライパン1つ

糖質 **1.5g** 326kcal　10分でできる

牛肉とセロリの白ワイン煮
野菜たっぷりでさっぱり食べられます。

材料（2人分）
牛こま切れ肉 … 200g
セロリ（茎は斜め薄切り・葉はざく切り） … ½ 本
ミニトマト（へたを除く） … 6個
A │ 白ワイン … 大さじ 2
　 │ オリーブオイル … 大さじ 1
　 │ 塩 … 小さじ ¼
　 │ 粗びき黒こしょう … 適量
バター … 10g

作り方
1. 耐熱容器に牛肉を入れ、Aをもみ込む。セロリの茎をのせ、ふんわりとラップをかけて電子レンジで3分30秒加熱する。
2. 取り出してざっと混ぜ、ミニトマト、セロリの葉、バターをのせ、同様に電子レンジで2分加熱する。

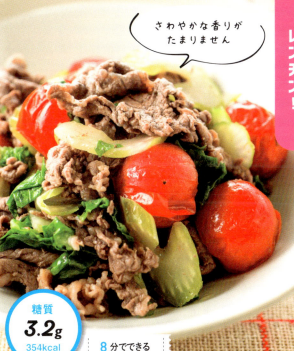

「さわやかな香りがたまりません」

レンチン！

糖質 **3.2g** 354kcal　8分でできる

牛こま切れ肉

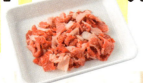

> ✓ **やせる作りおきのコツ！**
> 牛こま切れ肉に糖質の低い**したらきやえのきたけを合わせて作りおきメニュー**に。砂糖を使わなくてもごまやゆずこしょうでうまみたっぷりです。

休日は
🍱 **やせる作りおき**

かんたん♪

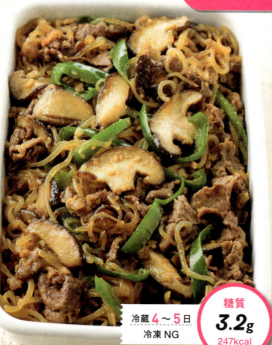

冷蔵 **4～5**日
冷凍 NG
糖質 **3.2g**
247kcal

▌しらたきの水分をとばすとたれがよくからみます。
牛肉のチャプチェ風

材料（4人分）

牛こま切れ肉 … 300g
しらたき（アク抜き済み）
　… 大1袋（300g）
ピーマン（細切り）… 2個
しいたけ（石づきを除いて薄切り）
　… 3～4個
にんにく（みじん切り）… ½かけ
しょうが（みじん切り）… ½かけ

A｜塩、こしょう … 各適量
　｜ごま油 … 大さじ½
ごま油 … 大さじ1

B｜しょうゆ … 大さじ1と½
　｜オイスターソース … 大さじ1
　｜鶏ガラスープの素
　｜　… 小さじ1
　｜すりごま（白）
　｜　… 大さじ1と½

作り方

1. しらたきは水けをよくきり、食べやすい長さに切る。牛肉に A をもみ込む。
2. フライパンにごま油、にんにく、しょうがを弱めの中火で熱し、香りが出たら牛肉を炒める。肉の色が変わったらしらたきを加え、水分がとぶまで炒める。
3. しいたけ、ピーマンを加えて炒め合わせ、少ししんなりしてきたら混ぜ合わせた B を加えて全体にからめる。

冷凍にぴったり！

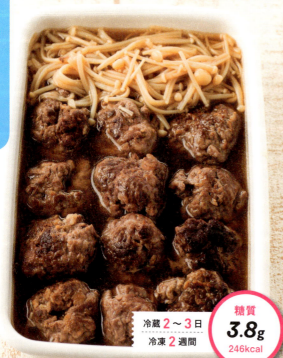

冷蔵 **2～3**日
冷凍 **2**週間
糖質 **3.8g**
246kcal

▌牛こまで口当たりのやわらかなミートボールに。
牛こまボールのしょうゆ煮

材料（4人分）

牛こま切れ肉 … 350g
えのきたけ
（根元を切り落としてほぐす）
　… 大1袋

A｜塩、こしょう … 各適量
　｜薄力粉 … 小さじ2
サラダ油 … 小さじ2
だし汁 … 1カップ
しょうゆ … 小さじ4
ゆずこしょう … 小さじ¼

作り方

1. 牛肉に A を混ぜてよくもみ込み、12等分のボール状にまとめる。
2. フライパンにサラダ油を弱めの中火で熱し、1 を転がしながら表面に焼き色をつけ、いったん取り出す。
3. フライパンの脂をふいてだし汁、えのきたけを入れて中火で煮る。煮立ったら 2 を戻し入れ、しょうゆを加えて弱火でふたをして2～3分蒸し煮にする。ゆずこしょうを加えてひと煮立ちさせる。

☑ **手早くやせるコツ！**
すぐ火が通る牛こま切れ肉をさらにスピード調理。梅バター炒めは生でも食べられるかぶを使って手早くボリューム満点に。**すき煮は甘さは控えめでも、みそと粉チーズでコクたっぷりのひと皿。**

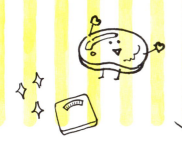

＼平日は／
● 帰ってから作る

フライパン1つ

かぶの茎は栄養もたっぷり！
牛肉とかぶの梅バター炒め

材料（2人分）
牛こま切れ肉 … 200g
かぶ（実は茎を少し残して6〜8つ割り、茎は5cm長さに切る）… 2個
塩、こしょう … 各適量
サラダ油 … 大さじ½
バター … 10g
梅干し（種を除いて包丁でたたく）… 1個

作り方
1. 牛肉は塩、こしょうをふる。
2. フライパンにサラダ油を中火で熱し、かぶの実を炒める。全体に焼き色がついたら、1を加えて炒め合わせる。肉の色が変わってきたら、かぶの茎、バター、梅干しを加え、全体にざっとからめる。

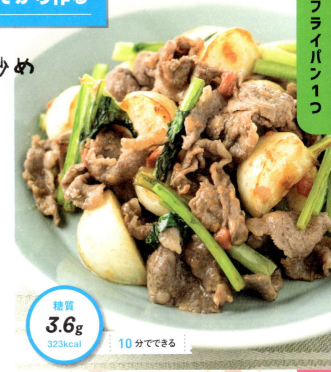

糖質 **3.6g**
323kcal
10分でできる

レンチン！

こんにゃくは糖の消化吸収をおだやかにします。
牛肉と糸こんにゃくのすき煮

材料（2人分）
牛こま切れ肉 … 200g
糸こんにゃく（アク抜き済み・食べやすい長さに切る）… 120g
玉ねぎ（くし形切りにしてほぐす）… ½個
A｜ しょうゆ、水 … 各大さじ1と½
　｜ みりん … 小さじ2
　｜ みそ … 小さじ1
　｜ 顆粒和風だしの素 … 小さじ⅓
粉チーズ … 大さじ1と½

作り方
1. 耐熱容器に玉ねぎ、水けをきった糸こんにゃくの順に入れ、牛肉を広げてのせる。
2. 混ぜ合わせたAをまわしかけ、ふんわりとラップをかけて電子レンジで6分加熱し、よく混ぜてそのまま2分蒸らす。器に盛り、粉チーズをかける。

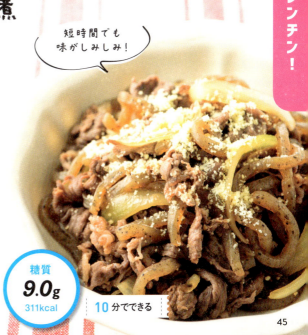

短時間でも味がしみしみ！

糖質 **9.0g**
311kcal
10分でできる

牛薄切り肉

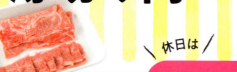

かんたん♪

休日は

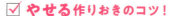

やせる作りおきのコツ！
牛巻きカツは**パン粉を減らして糖質をカット。しっかりつけるとカリッと揚がります。**ビーフストロガノフ風は**煮る時間を短くしてやわらかに。**

やせる作りおき

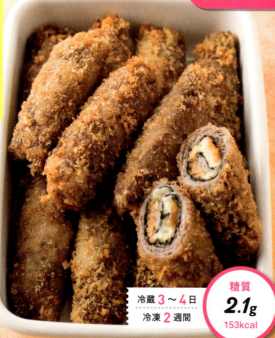

冷蔵 3〜4日
冷凍 2週間
糖質 **2.1g**
153kcal
1本分

少なめのパン粉をしっかりとつけるのがコツ。
牛巻きカツ

材料（12本分）
牛もも薄切り肉…24枚（350g）
焼きのり（全形・1枚を6等分に切る）…2枚
スライスチーズ（1枚を半分に切る）…6枚
A｜辛子明太子（薄皮から身をこそげ出す）…1本
　｜しょうゆ…小さじ2
塩、こしょう…各適量
B｜薄力粉…大さじ1
　｜水…大さじ2
パン粉…大さじ7
揚げ油…適量

作り方
1. 牛肉2枚を重ね、焼きのり1切れをのせて混ぜ合わせたAをぬる。スライスチーズ1切れをのせ、チーズがはみ出ないように巻く。全部で12本作る。
2. 塩、こしょうをふり、混ぜ合わせたBをつけてパン粉を薄くまぶす。
3. 170℃の揚げ油で1の上下を返しながら3〜4分揚げ、油をよくきる。

冷凍にぴったり！

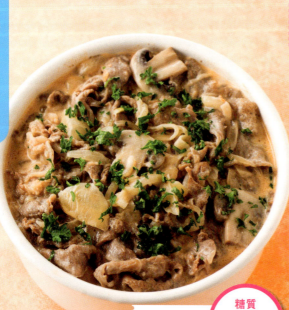

冷蔵 4〜5日
冷凍 2週間
糖質 **8.6g**
321kcal

低糖質のマッシュルームをたっぷり入れて。
ビーフストロガノフ風

材料（4人分）
牛もも薄切り肉…350g
にんにく（みじん切り）…1かけ
玉ねぎ（薄切り）…1個
マッシュルーム（石づきを除き、半分に切る）…10個
塩、こしょう、薄力粉…各適量
バター…10g
A｜トマトケチャップ…大さじ1と1/2
　｜水…1カップ
　｜顆粒コンソメスープの素…小さじ1
生クリーム…1/4カップ
プレーンヨーグルト…大さじ2

作り方
1. 牛肉は食べやすい大きさに切り、塩、こしょう、薄力粉をもみ込む。
2. フライパンにバターを中火で熱し、にんにく、玉ねぎを炒める。香りが出てきたら、牛肉を炒め、色が変わってきたら、マッシュルームを加えて炒め合わせる。
3. Aを加えて煮立ったら、弱火でふたをして4〜5分煮る。生クリーム、プレーンヨーグルトを加え、塩、こしょう（各分量外）で味をととのえる。お好みでパセリのみじん切りをふる。

☑ **手早くやせるコツ！**
コクもうまみもある牛薄切り肉はシンプルな調理がぴったり。**さっと焼いてレモン汁をかけたり**、小ねぎと一緒にレンチンして**ごま油としょうゆで味つけ**。かんたんなのにやみつきになります。

平日は
● 帰ってから作る

牛肉とレタスの焼きサラダ

焼きレタスが新鮮！ 牛肉に合います。

フライパン1つ

材料（2人分）
牛ロース薄切り肉 … 200g
レタス（半分に切る）… 1/2個
塩、粗びき黒こしょう … 各適量
オリーブオイル … 大さじ1
粉チーズ … 大さじ1と1/2
レモン（くし形切り）… 2切れ

作り方
1. 牛肉、レタスの切り口に塩、粗びき黒こしょうをふる。
2. フライパンにオリーブオイルの半量を中火で熱し、レタスの切り口を下にして入れ、中火で焼き色がつくまで2分焼く。裏返してさっと焼いて器に盛る。
3. 2のフライパンに残りのオリーブオイルを足し、1の牛肉をさっと焼き、器に盛り合わせる。粉チーズをふり、レモンを絞って食べる。

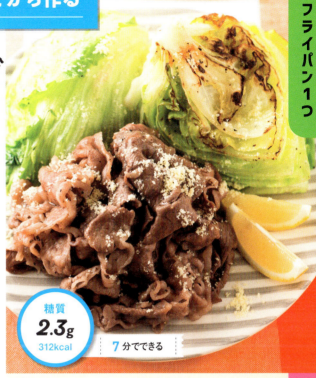

糖質 **2.3g** 312kcal　7分でできる

牛肉と小ねぎのごま油あえ

シャキシャキの小ねぎで牛肉がうまうま〜！

レンチン！

材料（2人分）
牛ももしゃぶしゃぶ用肉 … 200g
小ねぎ（4cm長さに切る）… 1/2束
塩、こしょう … 各適量
酒 … 大さじ1
A ｜ いりごま（白）… 大さじ1
　｜ ごま油、しょうゆ … 各小さじ2

作り方
1. 牛肉は塩、こしょうを強めにふる。
2. 耐熱容器に小ねぎの半量をのせ、1の半量を広げてのせ、残りも同様にのせる。酒をふり、ふんわりとラップをかけて電子レンジで3分30秒加熱する。
3. 取り出してAを加えてざっとあえる。

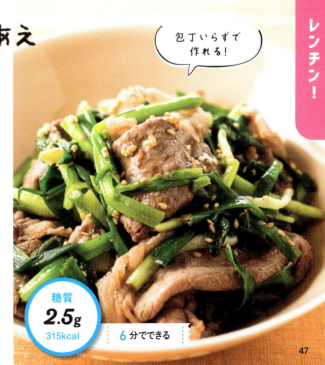

包丁いらずで作れる！

糖質 **2.5g** 315kcal　6分でできる

牛焼き肉用肉

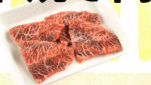

> ✓ **やせる作りおきのコツ！**
> リッチな牛焼き肉用肉もダイエットの味方です。コチュジャンのたれで漬けると水っぽくならずおいしさが長持ちします。

\ 休日は /
● 🥡 やせる作りおき

かんたん♪

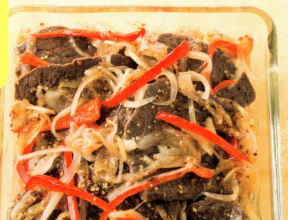

冷蔵 3〜4日
冷凍 2週間

糖質 **3.5g**
136kcal

■ サラダ感覚で食べられるごちそうマリネ。
牛肉と玉ねぎの粒マスタードマリネ

材料（4人分）

牛もも焼き肉用肉 … 350g
玉ねぎ（薄切り）… 1/2 個
赤ピーマン（細切り）… 2 個
塩、こしょう … 各適量
サラダ油 … 大さじ 1/2

A｜オリーブオイル、酢 … 各大さじ 2
　｜粒マスタード … 大さじ 1
　｜しょうゆ … 小さじ 2
　｜塩 … 小さじ 1/4

作り方

1 玉ねぎは水にさらして水けを絞る。耐熱容器に玉ねぎ、赤ピーマンを入れ、塩少々（分量外）をふって電子レンジで1分加熱する。

2 Aは混ぜ合わせ、1を加えてなじませておく。

3 牛肉は塩、こしょうをふる。フライパンにサラダ油を中火で熱し、牛肉に火が通るまで焼く。2に加えてなじませ、1時間以上おく。

冷凍にぴったり！

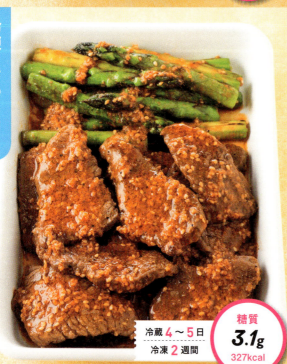

冷蔵 4〜5日
冷凍 2週間

糖質 **3.1g**
327kcal

■ 野菜はピーマンやししとうでもOK！
焼き肉とアスパラの漬け込み

材料（4人分）

牛もも焼き肉用肉 … 350g
アスパラガス … 4 本
塩、こしょう … 各適量
サラダ油 … 小さじ 2

A｜ごま油、すりごま（白）… 各大さじ 2
　｜しょうゆ … 大さじ 1と1/2
　｜酢、水 … 各大さじ 1
　｜コチュジャン … 小さじ 2

作り方

1 アスパラガスは根元を切り落とし、皮のかたい部分をピーラーでむき、長さを3〜4等分に切る。牛肉は塩、こしょうをふる。

2 Aはよく混ぜ合わせる。

3 フライパンにサラダ油を中火で熱し、牛肉に火が通るまで焼き、2に加えてなじませる。アスパラガスもときどき転がしながら2〜3分焼く。2に加えてなじませ、1時間以上おく。

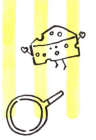
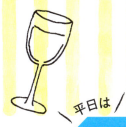

☑ **手早くやせるコツ！**
さっと火が通るもやしとにらは低糖質。焼き肉のたれとマヨネーズで味つけすると、かんたんなのにボリューム満点！　チンジャオロースーは、**牛肉とピーマンをキッチンばさみで切ってレンチンするだけ！**

平日は

✂ **帰ってから作る**

フライパン1つ

低糖質なマヨネーズで味がランクアップ。

牛肉のスタミナ炒め

材料（2人分）
牛もも焼き肉用肉 … 200g
もやし（ひげ根を取る）… 1/2 袋
にら（5cm幅に切る）… 1/2 束
塩、こしょう … 各適量
ごま油 … 大さじ1
A｜焼き肉のたれ … 大さじ2
　｜マヨネーズ … 大さじ1

作り方
1. 牛肉は塩、こしょうをふる。
2. フライパンに半量のごま油を中火で熱し、1を焼いていったん取り出す。
3. 2のフライパンに残りのごま油を足し、もやし、にらを炒める。2を戻し入れ、混ぜ合わせたAを加えて手早く炒め合わせる。

糖質 **7.6g**　373kcal　6分でできる

少量の片栗粉でとろみをつけます。

レンジチンジャオロースー

フライパンより
かんたん！

レンチン！

材料（2人分）
牛焼き肉用肉 … 200g
ピーマン（小さめの乱切り）… 3個
A｜酒、しょうゆ、ごま油、片栗粉 … 各小さじ1
　｜塩、こしょう … 適量
B｜にんにく（みじん切り）… 1/2 かけ
　｜オイスターソース … 大さじ1
　｜しょうゆ … 小さじ1

作り方
1. 牛肉ひと口大に切って耐熱容器に入れ、Aをもみ込む。ふんわりとラップをかけて電子レンジで2分30秒加熱する。
2. 牛肉をほぐしてピーマン、Bを加えてよく混ぜ、同様に2分加熱してそのまま1分蒸らす。

糖質 **6.0g**　286kcal　8分でできる

鶏ひき肉

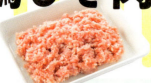

> ✅ **やせる作りおきのコツ！**
> ひき肉の中でも一番低糖質なのが鶏ひき肉。みそを加えてしっとりと煮て味わい深いそぼろ煮に。明太子つくねは冷凍向きでお弁当にもおすすめ。

かんたん♪

＼休日は／
やせる作りおき

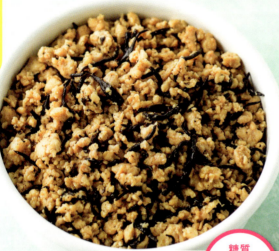

ひじきは先に炒めて磯臭さを抜きます。
鶏ひきとひじきのそぼろ煮

材料（6人分）
鶏むねひき肉 … 350g
芽ひじき（乾燥） … 大さじ1
サラダ油 … 大さじ1
A ┃ しょうゆ、みそ … 各大さじ1と½
　 ┃ しょうが汁、酒、みりん … 各大さじ1

作り方
1 芽ひじきはよく洗って水に10分つけてもどし、水けをよくきる。
2 フライパンにサラダ油を中火で熱し、1を炒める。油がなじんで軽く水分がとんだら、ひき肉を加えて菜箸でよく混ぜながら炒め合わせる。
3 肉の色が変わったら混ぜ合わせたAを加え、弱火にしてときどき混ぜながら7～8分煮る。

冷蔵 4～5日　冷凍 2週間
糖質 **3.0g** 149kcal

冷凍にぴったり！

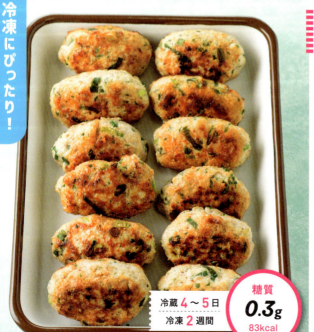

青じそ、小ねぎを混ぜ込んで風味アップ。
明太子つくね

材料（12個分）
鶏ももひき肉 … 400g
A ┃ 明太子（薄皮からこそげ出す） … 大1本（100g）
　 ┃ 青じそ（せん切り） … 6枚
　 ┃ 小ねぎ（小口切り） … 2本
　 ┃ 塩 … 小さじ¼
　 ┃ 酒 … 大さじ1
サラダ油 … 大さじ1

作り方
1 ボウルにひき肉を入れ、粘りが出るまで練り混ぜる。Aを加えて混ぜ、12等分の俵形にまとめる。
2 フライパンにサラダ油を中火で熱し、1を焼く。こんがりと焼き色がついたら、裏返して弱火にし、ふたをして4～5分蒸し焼きにする。

冷蔵 4～5日　冷凍 2週間
糖質 **0.3g** 83kcal
1個分

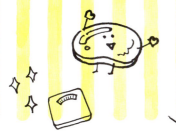

☑ **手早くやせるコツ！**
きつね焼きは**油揚げに鶏ひき肉を薄く詰めて蒸し焼きにするだけ！** 超低糖質なのに食べごたえ満点なスピードおかずです。ごまのコクたっぷりのレンジナムルは**火を使わずにすぐ作れます**。

\ 平日は /
🌙 帰ってから作る

こんがり焼くのがポイント。
ひき肉のきつね焼き

フライパン1つ

材料（2人分）

A | **鶏むねひき肉 … 200g**
　　小ねぎ（小口切り）… 2本
　　酒、しょうゆ … 各小さじ1
　　鶏ガラスープの素 … 小さじ½
　　こしょう … 適量

油揚げ … 2枚
酒 … 大さじ1
ポン酢しょうゆ … 適量

作り方

1. 油揚げは半分に切り、包丁の背でやさしくこすり、破れないように袋状に開く。
2. 1に混ぜ合わせたAを薄くつめる。
3. フライパンに2を並べ、油を引かずに両面を焼く。焼き色がついたら酒をふり、弱火でふたをして4〜5分焼く。器に盛り、ポン酢しょうゆをかけて食べる。

糖質 **1.1g** 324kcal　10分でできる

くたっとした水菜がこれまたおいしい。
ひき肉と水菜のレンジナムル

レンチン！

超低糖質食材のコラボ！

材料（2人分）

鶏むねひき肉 … 200g
水菜（ざく切り）… 3株（100g）
A | にんにく（すりおろし）… ½かけ
　　しょうゆ … 大さじ1
　　塩 … 小さじ¼
ごま油、すりごま（白）… 各大さじ1

作り方

1. 耐熱容器にひき肉、Aを入れてよく混ぜ、ふんわりとラップをかけて電子レンジで3分加熱する。
2. 1に水菜、ごま油を加えて同様に1分加熱し、取り出してごまを混ぜる。

糖質 **2.3g** 287kcal　7分でできる

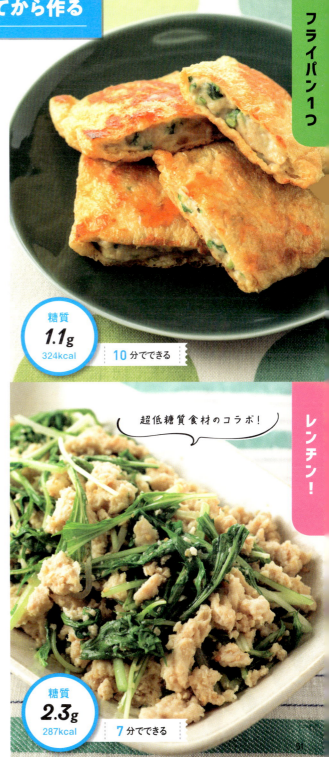

豚ひき肉

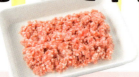

☑ **やせる作りおきのコツ！**
チリコンカンはホクホクの大豆入りで腹もちがよく、特別なスパイスのいらない作りおき。**シュウマイは皮の代わりにしいたけを活用して糖質オフ。**

休日は **やせる作りおき**

かんたん♪

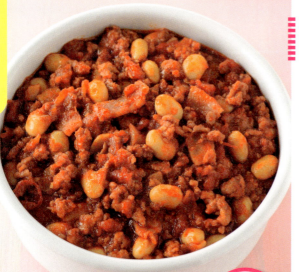

冷蔵 4〜5日
冷凍 2週間
糖質 **6.8g**
264kcal

ベーコンのうまみ効果でさっと煮てもおいしい。
お手軽チリコンカン

材料（6人分）
豚赤身ひき肉 … 350g
水煮大豆 … 200g
ベーコン（細切り）… 2枚
にんにく（みじん切り）… 1かけ
玉ねぎ（粗みじん切り）… 1個
赤唐辛子（輪切り）… ½本
サラダ油 … 大さじ½
トマト水煮缶（カットタイプ）… 1缶（400g）
赤ワイン … ½カップ
A｜トマトケチャップ … 大さじ1
　｜顆粒コンソメスープの素、
　｜　ウスターソース … 各小さじ2
塩、こしょう … 各適量

作り方

1. フライパンにサラダ油を弱めの中火で熱し、にんにく、玉ねぎ、赤唐辛子を炒める。香りが出てきたら、ベーコン、ひき肉の順に炒める。

2. 肉の色が変わったら、赤ワインを加えて2分煮る。トマト水煮を汁ごと加えてつぶし、大豆水煮を加える。

3. Aも加え、弱火でふたをしてときどき混ぜながら8〜10分煮て、塩、こしょうで味をととのえる。

冷凍にぴったり！

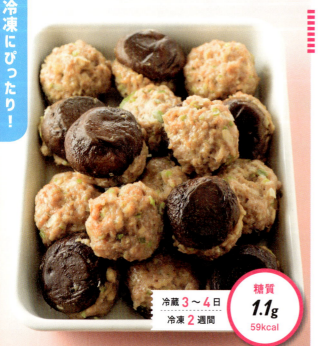

冷蔵 3〜4日
冷凍 2週間
糖質 **1.1g**
59kcal
1個分

蒸し器いらずのレンチン作りおき。
しいたけシュウマイ

材料（16個分）
豚赤身ひき肉 … 300g
しいたけ（石づきを除き、軸は粗みじん切り）… 16個
A｜長ねぎ（粗みじん切り）… ½本
　｜ほたて水煮缶 … 小1缶（70g）
　｜オイスターソース、
　｜　片栗粉 … 各小さじ2
　｜ごま油 … 小さじ1
　｜塩 … 小さじ¼
　｜こしょう … 少々
ポン酢しょうゆ … 適量

作り方

1. ボウルにひき肉を入れて練り混ぜ、しいたけの軸、Aを加えてよく混ぜる。

2. しいたけのかさの裏側に十文字に切り込みを浅く入れ、1を16等分にしてこんもりとのせ、手でしっかりと押さえる。

3. 耐熱皿にクッキングペーパーを敷き、2の半量を肉の面を上にしてくっつかないように並べる。ふんわりとラップをかけて電子レンジで6分30秒加熱する。残りも同様に加熱する。ポン酢しょうゆをつけて食べる。

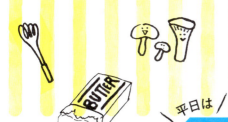

> ☑ **手早くやせるコツ！**
> コリコリとした食感の**豆もやしは超低糖質**。糖質の少ない豚ひき肉と炒めれば最強のダイエットおかずに。**ひき肉のレタス包みはレンジでそぼろを作ります。使う材料が少なくて**しかもヘルシー！

\平日は/
● 帰ってから作る

フライパン1つ

オイマヨでさっと味つけ。
豚ひきと豆もやしのオイマヨ炒め

材料（2人分）
豚赤身ひき肉 … 200g
豆もやし（ひげ根を除く）… 150g
サラダ油 … 大さじ 1/2
A │ マヨネーズ … 大さじ 1
  │ オイスターソース … 大さじ 1/2
塩、こしょう … 各適量

作り方
1. フライパンにサラダ油を中火で熱し、ひき肉を炒める。肉の色が変わってパラパラになってきたら、豆もやしを加えて炒め合わせる。
2. 混ぜ合わせたAを加え、塩、こしょうで味をととのえる。

糖質 **1.1g** 338kcal　6分でできる

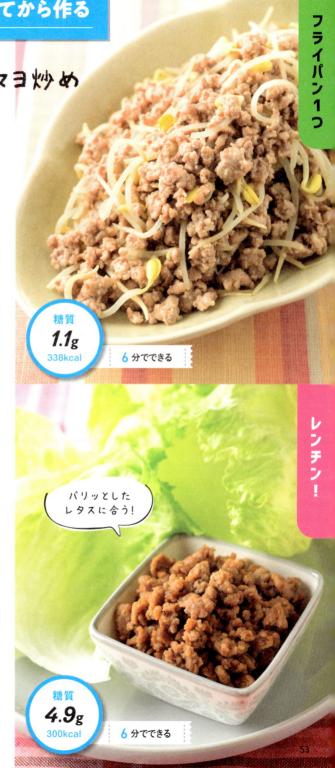

パリッとしたレタスに合う！

レンチン！

サラダ菜、サニーレタスでもOK！
ひき肉のレタス包み

材料（2人分）
豚赤身ひき肉 … 200g
A │ みそ … 大さじ 1
  │ みりん … 小さじ 2
  │ しょうゆ、酢、ごま油 … 各小さじ 1
  │ こしょう … 適量
レタス … 4枚

作り方
1. 耐熱ボウルにひき肉、Aを加えてよく混ぜる。ふんわりとラップをかけて電子レンジで2分加熱する。取り出して混ぜ、同様に2分加熱してよく混ぜる。
2. 器に1を盛り、レタスで包んで食べる。

糖質 **4.9g** 300kcal　6分でできる

合いびき肉

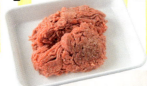

☑ **やせる作りおきのコツ！**
低糖質なうえ、うまみがある合いびき肉。**肉みそは豆腐やサラダのトッピングに**。クリーム煮は温め直してもできたてのおいしさが味わえます。

\ 休日は /
🍱 **やせる作りおき**

かんたん♪

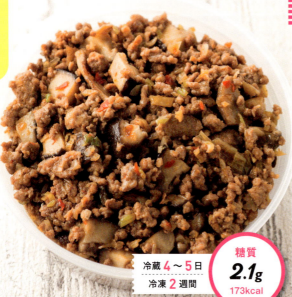

冷蔵 4～5日
冷凍 2週間
糖質 **2.1g**
173kcal

冷凍しても味が落ちにくいコクうま常備菜。
中華風肉みそ

材料（6人分）

合いびき肉 … 350g
しいたけ（石づきを除き、かさは2cm角、軸は細かく切る）… 6個
長ねぎ（粗みじん切り）… ½本
しょうが（みじん切り）… 1かけ
ごま油 … 小さじ1

A ┃ 酒、しょうゆ、オイスターソース … 各大さじ1
　　 ┃ 鶏ガラスープの素 … 小さじ1
　　 ┃ 豆板醤 … 小さじ½

作り方

1. フライパンにごま油を中火で熱し、長ねぎ、しょうがを炒める。透き通ってきたらひき肉を加え、色が変わってパラパラになるまで炒める。
2. 余分な脂をふき、しいたけを加えて炒め合わせる。
3. 混ぜ合わせた **A** を加え、余分な汁けが少なくなり、しっとりするまで炒める。

冷凍にぴったり！

「しっとりふわふわ！」

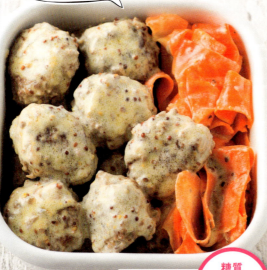

冷蔵 3～4日
冷凍 2週間
糖質 **4.6g**
413kcal

粒マスタードの酸味で味が引き締まります。
ミートボールのクリーム煮

材料（4人分）

A ┃ **合いびき肉 … 350g**
　　 ┃ 玉ねぎ（みじん切り）… ½個
　　 ┃ 卵 … 1個
　　 ┃ 塩 … 小さじ¼
　　 ┃ こしょう … 適量
にんじん（ピーラーで薄切り）… ½本
オリーブオイル … 小さじ2

B ┃ 酒 … 大さじ3
　　 ┃ 水 … ½カップ
生クリーム … ½カップ
塩、こしょう … 各適量
粒マスタード … 小さじ2

作り方

1. ボウルに **A** を入れてよく練り混ぜる。16等分のボール状にまとめる。
2. フライパンにオリーブオイルを弱めの中火で熱し、**1** を並べて両面にこんがりと焼き色がつくまで3～4分焼き、いったん取り出す。
3. 余分な脂をふき、にんじん、**B** を入れて中火にかける。煮立ったら **2** を戻し入れて弱火にし、ふたをして5～6分煮る。生クリームを加えて煮立たせないように温め、塩、こしょう、粒マスタードで味をととのえる。

PART.1 肉のおかず

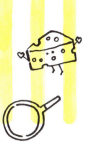
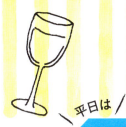

☑ **手早くやせるコツ！**
玉ねぎもパン粉もいらないスピードハンバーグ。糖質の少ないアボカドソースをたっぷり添えます。ひき肉炒めもレンチンでラクラク！
こちらも低糖質のブロッコリーを加えてボリューム満点に。

\平日は/
🕐 **帰ってから作る**

腹もちバッチリでとってもジューシー！
ハンバーグのアボカドソース

材料（2人分）

合いびき肉 … 300g
A ┃ 塩 … 小さじ 1/3
  ┃ こしょう … 少々
サラダ油 … 小さじ 2
B ┃ アボカド（種と皮を除いて1.5cm角に切る）… 1個
  ┃ マヨネーズ … 大さじ 1
  ┃ レモン汁 … 小さじ 1
  ┃ しょうゆ … 小さじ 1/2
ミニトマト（半分に切る）… 2個

作り方

1. ボウルにひき肉、A を入れてざっと混ぜる。等分にして楕円形にまとめる。
2. フライパンにサラダ油を中火で熱し、1 を 2 分焼く。焼き色がついたら裏返し、弱火でふたをして 7 分 30 秒焼く。
3. ハンバーグを焼いている間に B を混ぜ合わせる。器に 2 を盛ってソースをかけ、ミニトマトを添える。

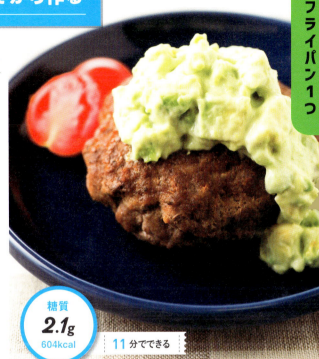

フライパン1つ

糖質 **2.1g** 604kcal　**11 分でできる**

ひき肉は細かくほぐさなくてもOK！
ひき肉とブロッコリーのレンジ炒め

材料（2人分）

合いびき肉 … 150g
ブロッコリー（小房に分ける）… 1/2 株
A ┃ 酒 … 大さじ 1
  ┃ ごま油 … 小さじ 2
  ┃ しょうゆ、鶏ガラスープの素 … 各小さじ 1
  ┃ 片栗粉 … 小さじ 1/2
  ┃ 塩、こしょう … 各少々

作り方

1. 耐熱ボウルにひき肉、A を入れてよく混ぜる。ふんわりとラップをかけて電子レンジで 2 分加熱する。
2. 1 にさっと水にくぐらせたブロッコリーをのせ、同様に 3 分加熱し、ざっと混ぜる。

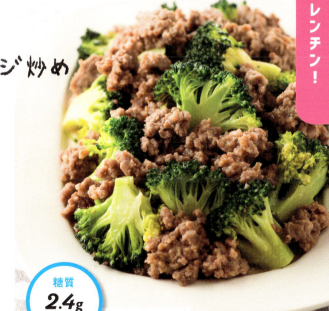

レンチン！

糖質 **2.4g** 263kcal　**7 分でできる**

肉加工品

☑ **やせる作りおきのコツ！**
ハムやソーセージなどの肉加工品は糖質ゼロのタイプもあり、常備食材としておすすめ。**野菜や海藻を加えれば、栄養バランスも食べごたえもアップ。**

休日は **やせる作りおき**

かんたん♪

熟成した生ハムを選ぶのがポイント。
生ハムとパプリカのマリネ

材料（4人分）
生ハム…8枚
玉ねぎ（薄切り）…½個
パプリカ（薄切り）…½個

A｜酢…大さじ1と½
　｜レモン汁…大さじ½
　｜フレンチマスタード…小さじ1
　｜砂糖…ふたつまみ
　｜こしょう…少々
オリーブオイル…大さじ3

作り方
1. 生ハムは4等分に切る。
2. 玉ねぎ、パプリカはそれぞれに塩少々（各分量外）をふってもむ。玉ねぎだけ5分水にさらし、パプリカとともに水けをよく絞る。
3. ボウルにAを順に混ぜ、オリーブオイルを加えてよく混ぜる。1、2を加えてあえる。

定番マリネでやせる！

冷蔵 **3〜4**日　冷凍 **2**週間
糖質 **3.4g** 127kcal

冷凍にぴったり！

和食材のひじきでイタリアン風に。
ベーコンとひじきのペペロンチーノ

材料（4人分）
スライスベーコン…4枚
芽ひじき（乾燥）…10g
にんにく（半分に切ってつぶす）…1かけ
赤唐辛子（小口切り）…½本
オリーブオイル…大さじ1
塩、こしょう…各適量

作り方
1. 芽ひじきはよく洗って水に10分つけてもどし、水けをよくきる。
2. ベーコンは3cm幅に切る。
3. フライパンにオリーブオイル、にんにく、赤唐辛子を弱めの中火で熱し、香りが出たら1を2分炒める。油がなじんできたら、2を加えて2分炒め合わせ、塩、こしょうで味をととのえる。

冷蔵 **3〜4**日　冷凍 **2**週間
糖質 **0.5g** 106kcal

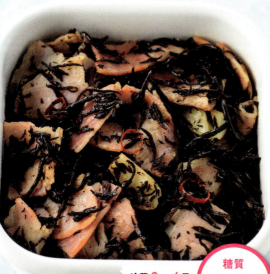

☑ **手早くやせるコツ！**
超スピードで糖質オフできる肉加工品。**コンビーフのタルタルは、パンではなくこんがりと焼いた油揚げにのせて食べます。**ケチャップあえは火を使わずに作れてお弁当のおかずにもぴったり。

平日は
🌙 帰ってから作る

シャキシャキの玉ねぎがたまりません。
コンビーフのタルタル

フライパン1つ

材料（2人分）
コンビーフ缶 … 1缶（100g）
玉ねぎ（薄切り）… ½ 個
塩 … 小さじ ½
油揚げ（半分に切る）… 2 枚
A｜マヨネーズ、レモン汁 … 各大さじ ½
　｜フレンチマスタード … 小さじ 1
　｜粗びき黒こしょう … 適量

作り方
1. 玉ねぎは塩をふってよくもみ、5分おいて水ですすいで水けをよく絞る。
2. コンビーフにAを加えて混ぜ、1も加えて混ぜて器に盛る。
3. 油揚げは半分に切り、油を引かずにフライパンでこんがりと焼き色がつくまで焼く。2をのせて食べる。

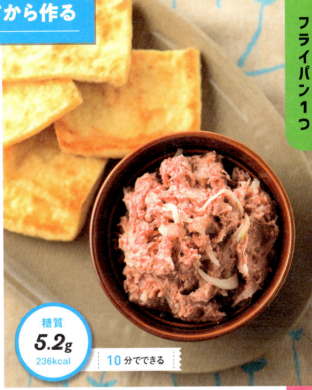

糖質 **5.2g** 236kcal　10分でできる

ケチャップが少なめでも十分おいしい！
ウインナーのケチャップあえ

レンチン！

材料（2人分）
ウインナー … 8本
アスパラガス … 4本
水 … 大さじ ½
塩 … 少々
A｜バター … 10g
　｜トマトケチャップ … 大さじ 1
　｜こしょう … 少々

作り方
1. ウインナーは斜めに切り込みを浅く入れる。アスパラガスは根元を切り落とし、皮のかたい部分はピーラーでむき、3～4等分に切る。
2. 耐熱容器にアスパラガス、水、塩を入れ、ふんわりとラップをかけて電子レンジで1分加熱する。
3. 2にウインナー、Aを加えてざっと混ぜ、ラップをかけずに2分加熱してあえる。

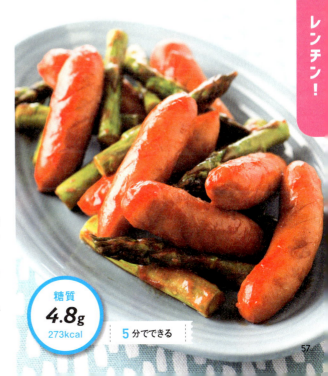

糖質 **4.8g** 273kcal　5分でできる

肉加工品

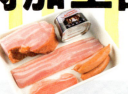

かんたん♪

休日は **やせる作りおき**

☑ **やせる作りおきのコツ！**
厚切りベーコンは大きめに切れば、食べごたえが増します。**ハムカツは少なめのパン粉をしっかりとまぶしつけてから、カリッと揚げ焼きにします。**

トマトジュースで手軽に作れます。
厚切りベーコンとなすのトマト煮

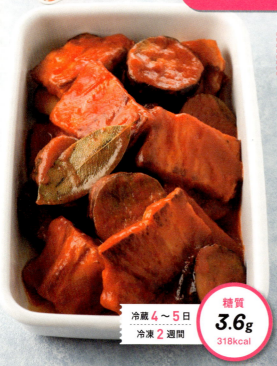

冷蔵 4〜5日
冷凍 2週間

糖質 **3.6g**
318kcal

材料（4人分）
厚切りベーコン … 250g
なす（2cm幅の輪切り） … 2本
オリーブオイル … 大さじ1と1/2
酒、水 … 各大さじ1
A｜トマトジュース（無塩） … 200mℓ
　｜顆粒コンソメスープの素 … 小さじ1
　｜ローリエ … 1枚
塩、こしょう … 各適量

作り方

1. ベーコンは1cm幅に切る。なすは水にさらして水けをきる。
2. フライパンにオリーブオイル大さじ1/2を中火で熱し、ベーコンを炒める。色づいたら、いったん取り出す。
3. 2に残りのオリーブオイルを足してなすを炒め、油がなじんだら、酒、水を加え、2も戻し入れる。Aを加えて弱火にし、ふたをして6〜7分煮る。塩、こしょうで味をととのえる。

冷凍にぴったり！

揚げ物だってガマンしない！

ハムにかつお節をはさんでうまみアップ。
揚げ焼きチーズハムカツ

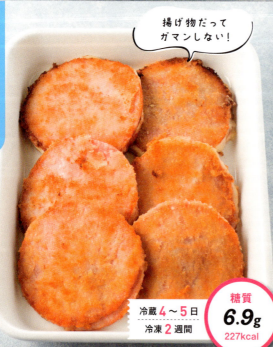

冷蔵 4〜5日
冷凍 2週間

糖質 **6.9g**
227kcal
1個分

材料（6個分）
ハム … 18枚
スライスチーズ（半分に切る） … 6枚
かつお節 … 1パック
A｜薄力粉、水 … 各大さじ2
パン粉 … 大さじ6
サラダ油 … 大さじ3

作り方

1. ハム1枚、スライスチーズ1枚の半量、かつお節、ハム1枚、スライスチーズ1枚の半量、ハム1枚の順に重ね、手で押さえる。これを全部で6個作る。
2. 1に混ぜ合わせたAをつけ、パン粉を薄くまぶす。
3. フライパンにサラダ油を中火で熱し、2の両面にこんがりと焼き色がつくまで2〜3分揚げ焼きにし、油をよくきる。お好みでウスターソースをかけて食べる。

PART.1 肉のおかず

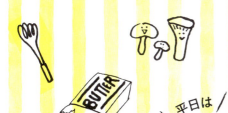

> ☑ **手早くやせるコツ！**
> オムレツはコンビーフやチーズ、ブロッコリースプラウトを加えて低糖質でもボリュームのあるひと皿に。コンソメ煮はレンチンするだけのラクチンおかず。バターと豆乳のうまみがたっぷりです。

＼平日は／
🌙 **帰ってから作る**

具を卵にのせて折りたたむだけ！
コンビーフオムレツ

フライパン1つ

材料（2人分）

コンビーフ缶 … ½ 缶（50g）
ブロッコリースプラウト … ½ パック
A ┃ 卵 … 3 個
　┃ 牛乳 … 大さじ 2
　┃ 塩、こしょう … 各適量
バター … 15g
ピザ用チーズ … 30 g

作り方

1. フライパンにバター 5g を中火で熱し、コンビーフをほぐしながら少し焼き色がつくまで炒め、いったん取り出す。
2. フライパンに残りのバターを中火で熱し、混ぜ合わせた A を入れる。まわりがカリッとして半熟状になったら、1、ブロッコリースプラウトをのせる。
3. ピザ用チーズものせ、半分に折りたたむ。

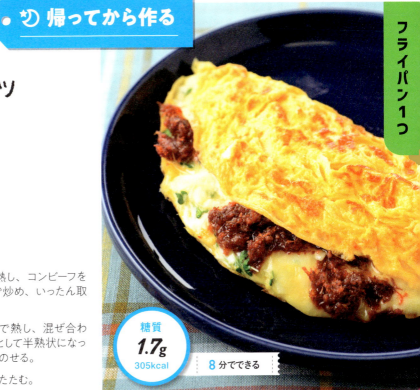

糖質 **1.7g** / 305kcal / **8** 分でできる

くたくたレタスがやさしい風味にマッチ。
ウインナーとレタスの豆乳コンソメ煮

レンチン！

材料（2人分）

ウインナー … 3 本
レタス（手でちぎる） … 4 枚
A ┃ 無調整豆乳 … ¾ カップ
　┃ バター … 10g
　┃ 顆粒コンソメスープの素 … 小さじ 1
　┃ しょうゆ、塩、こしょう … 各少々

作り方

1. ウインナーは斜めに5〜6等分に切る。
2. 耐熱容器に 1、レタス、A を入れ、ふんわりとラップをかけて電子レンジで 4 分加熱し、ざっと混ぜる。

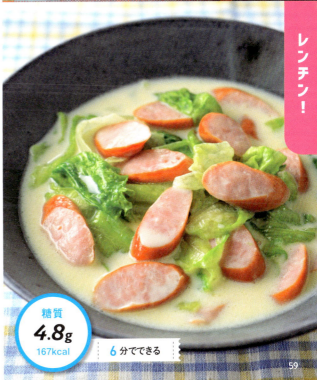

糖質 **4.8g** / 167kcal / **6** 分でできる

Column 01 かんたんすぎてびっくり！
サラダチキンの

\平日は/ 帰ってから作る

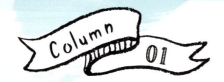

マヨわさびチキン
レタスで包んで召し上がれ！

材料（2人分）
ジューシーサラダチキン（P.18 参照）… ½ 枚
リーフレタス … 2 枚
A │ マヨネーズ … 大さじ 2
　│ 練りわさび … 小さじ 1

作り方
1. サラダチキンは食べやすい大きさにほぐす。
2. リーフレタスに 1、混ぜ合わせた A をのせる。

糖質 2.3g　253kcal　2分でできる

チキンとアボカドのカプレーゼ風
のりの佃煮でうまみのあるソースに。

材料（2人分）
ジューシーサラダチキン（P.18 参照）… ½ 枚
アボカド（種と皮を除く）… ½ 個
A │ オリーブオイル … 大さじ 1
　│ のり佃煮、しょうゆ … 各大さじ ½

作り方
1. サラダチキン、アボカドは 8mm 厚さに切る。
2. 器に 1 を盛り合わせ、混ぜ合わせた A をまわしかける。

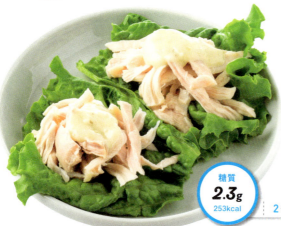

糖質 2.3g　290kcal　3分でできる

チキンのクリームチーズあえ
カマンベールチーズでもおいしい。

材料（2人分）
ジューシーサラダチキン（P.18 参照）… ½ 枚
クリームチーズ … 50g
A │ しょうゆ … 大さじ ½
　│ かつお節 … ½ パック
　│ 小ねぎ（小口切り）… 2 本

作り方
1. サラダチキン、クリームチーズは 1.5cm 角に切る。
2. 1 に A を加えてあえる。

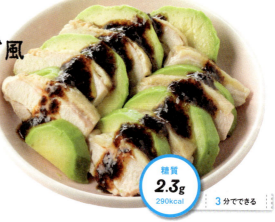

糖質 1.6g　251kcal　2分でできる

アレンジレシピ

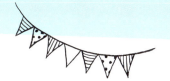

そのままでもおいしいサラダチキンですが、ちょこっとのアレンジで違ったおいしさが楽しめます。しかもどれも低糖質。ぜひ試してみてください。

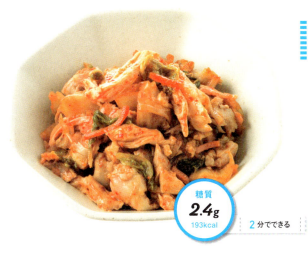

糖質 **2.4g**
193kcal
2分でできる

キムチで食欲をそそるひと皿に。
サラダチキンのキムチあえ

材料（2人分）

ジューシーサラダチキン（P.18参照）… ½枚
白菜キムチ … 60g
A | ごま油、しょうゆ … 各小さじ1

作り方

1. サラダチキンは手で食べやすい大きさにほぐし、白菜キムチはざく切りにする。
2. 1をAであえる。

かんたんだれでおいしさ倍増。
チキンのねぎオイルがけ

材料（2人分）

ジューシーサラダチキン（P.18参照）… ½枚
A | 長ねぎ（粗みじん切り）… ½本
　 | ごま油 … 大さじ1
　 | 塩 … 小さじ¼

作り方

1. サラダチキンは8mm幅のそぎ切りにする。
2. 器に1を盛り、混ぜ合わせたAをかける。

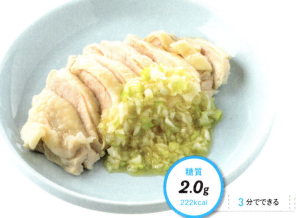

糖質 **2.0g**
222kcal
3分でできる

カイワレ菜の辛味がアクセント！
サラダチキンのたらマヨあえ

材料（2人分）

ジューシーサラダチキン（P.18参照）… ½枚
カイワレ菜（半分に切る）… ½パック
A | 甘塩たらこ（薄皮から身をこそぎ出す）… ½本（30g）
　 | マヨネーズ … 大さじ1と½

作り方

1. サラダチキンは食べやすい大きさにほぐし、カイワレ菜、混ぜ合わせたAとあえる。

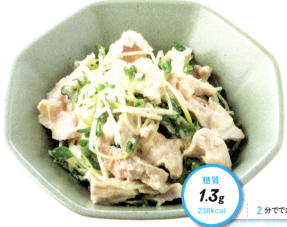

糖質 **1.3g**
238kcal
2分でできる

\休日は/

やせる作りおき

もうガマンしない！
大満足！わがまま混ぜごはん

ダイエット中でもガマンしないでごはんを食べたい！そんな思いを叶える、低糖質のしらたき、ブロッコリーなどでかさ増しした混ぜごはんをご紹介します。

＊1回分ずつラップに包んで、冷蔵または冷凍保存しましょう。

茶碗2/3膳くらいで白米ごはん100gです。糖質36.8g、168kcalです。

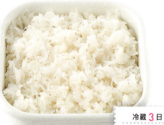

冷蔵 3日 / 冷凍 NG
糖質 29.6g 142kcal

■ しらたきの水分は炒めてよくとばすのがコツ。
しらたきごはん

材料（作りやすい分量・5回分）
- 温かい白米ごはん … 400g
- しらたき（アク抜き済み）… 350g
- A │ 酒 … 大さじ1
  │ 塩 … 小さじ1/3

作り方
1. しらたきは水けをよくふき、5mm幅に切る。
2. フライパンに油を引かずにしらたきを入れ、中火で水分をとばしながら4分炒める。Aを加えて水けがなくなるまで2分炒め、ごはんに加えて混ぜる。

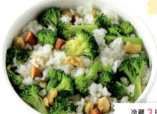

冷蔵 3日 / 冷凍 2週間
糖質 31.2g 175kcal

■ 噛みごたえのあるナッツが新鮮！
ブロッコリーのナッツごはん

材料（作りやすい分量・5回分）
- 温かい白米ごはん … 400g
- ブロッコリー（小房に分けて塩ゆでする）… 1/2株
- ミックスナッツ（無塩で素焼き）… 30g
- 塩、こしょう … 各適量

作り方
1. ミックスナッツは粗く刻む。
2. ごはんに塩、こしょうをふって軽く混ぜ、1、ブロッコリーを加えて混ぜる。

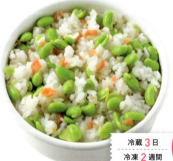

冷蔵 3日 / 冷凍 2週間
糖質 30.6g 178kcal

■ 彩りもよく、ほどよい酸味でおいしい！
枝豆と梅干しの混ぜごはん

材料（作りやすい分量・5回分）
- 温かい白米ごはん … 400g
- 冷凍枝豆（さやつき）… 250g
- 梅干し（種を除いて包丁でたたく）… 2個

作り方
1. 冷凍枝豆は流水で解凍し、薄皮をむく。
2. ごはんに1、梅干しを加えて混ぜる。

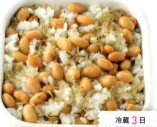

冷蔵 3日 / 冷凍 2週間
糖質 31.6g 238kcal

■ カリカリのちりめんじゃこがアクセント。
大豆とじゃこの混ぜごはん

材料（作りやすい分量・5回分）
- 温かい白米ごはん … 400g
- 蒸し大豆 … 2袋（200g）
- ちりめんじゃこ … 大さじ3
- サラダ油 … 小さじ2
- しょうゆ … 小さじ1
- 塩、こしょう … 各適量

作り方
1. フライパンにサラダ油を中火で熱し、大豆、ちりめんじゃこを1～2分炒め、しょうゆで調味する。
2. ごはんに塩、こしょうをふって軽く混ぜ、1を加えて混ぜる。

PART.2

ヘルシーでうまみもたっぷり！

魚介のおかず

鮭、かじき、ぶり、えび、魚缶詰はお肉と同様に
低糖質でダイエット中は積極的に食べたい食材です。
マリネや南蛮漬けにして作りおいたり、
平日はカルパッチョや炒め物などにして
手軽においしくいただきましょう。

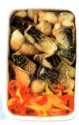
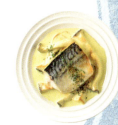
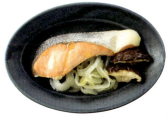
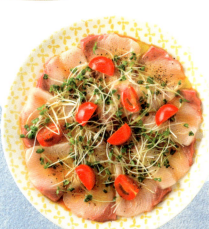

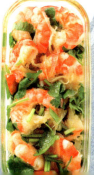

生鮭

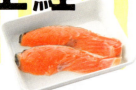

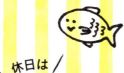

☑ **やせる作りおきのコツ！**
生鮭は**コンソメの素とレモン汁でマリネにすれば**、作りおいても臭みがなく、おいしく食べられます。フライは低糖質のチーズをはさんでコクをプラス。

かんたん♪

\\ 休日は /

● やせる作りおき

鮭に下味を強めにつけるのがポイント。
鮭とアスパラのコンソメマリネ

材料（4人分）

生鮭…4切れ
アスパラガス…4本
オリーブオイル…小さじ2
塩、こしょう、薄力粉
　…各適量

A｜玉ねぎ（薄切り）…¼個
　｜オリーブオイル…大さじ1と½
　｜顆粒コンソメスープの素
　　　…小さじ2
　｜しょうゆ…小さじ1
　｜レモン汁…大さじ1

作り方

1. 鮭は水けをふいて3等分に切り、塩、こしょうを強めにふり、薄力粉を薄くまぶす。アスパラガスは根元を切り落とし、皮のかたい部分をピーラーでむき、3等分に切る。
2. 耐熱容器にAを入れてラップをかけ、電子レンジで1分加熱し、レモン汁を混ぜる。
3. フライパンにオリーブオイルを中火で熱し、鮭を2分焼く。焼き色がついたら、裏返して横でアスパラガスも焼く。ふたをして4分蒸し焼きにし、2に加えてざっとあえる。

冷蔵 **3**日 / 冷凍 **2**週間
糖質 **3.5g** 　212kcal

冷凍にぴったり！

バジルをはさんでさわやかな風味に。
鮭のバジルチーズフライ

材料（4人分）

生鮭…4切れ
プロセスチーズ（個包装タイプ・
　等分に切る）…2個
バジル…8枚
塩、こしょう…各適量

A｜溶き卵…1個分
　｜薄力粉…小さじ4
　｜水…大さじ1
パン粉…大さじ5
サラダ油…大さじ4

作り方

1. 鮭は水けをふいて骨を除き、半分に切って塩、こしょうをふる。厚みに切り込みを入れてポケット状にし、プロセスチーズ、バジルをはさむ。全部で8個作る。
2. 1に混ぜ合わせたA、パン粉の順にまぶす。
3. フライパンにサラダ油を中火で熱し、2を3～4分揚げ焼きにし、油をよくきる。

冷蔵 **3～4**日 / 冷凍 **2**週間
糖質 **4.6g** 　110kcal

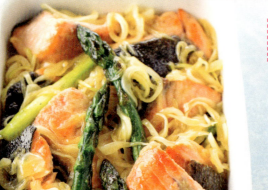

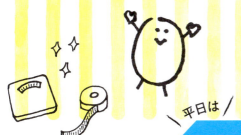

☑ **手早くやせるコツ！**
生鮭は焼いてもよし煮てもよし。**鮭のソテーはマッシュルーム入りの低糖質かんたんソースでリッチな味わいに。**煮物はすりごまとポン酢しょうゆのお手軽だれでレンチンすればOK。

平日は 帰ってから作る

生クリームもバターもガマンしない！
鮭の青じそクリームソテー

フライパン1つ

青じそがアクセント！

材料（2人分）

生鮭 … 2切れ
マッシュルーム
　（軸を除いて薄切り）… 4個
塩、こしょう … 各適量
サラダ油 … 大さじ½
酒 … 大さじ1
バター … 10g

A｜生クリーム … ½カップ
　｜青じそ（手でちぎる）… 6枚
　｜顆粒コンソメスープの素、
　｜　塩、こしょう … 各少々

作り方

1. 鮭は水けをふき、塩、こしょうをふる。
2. フライパンにサラダ油を中火で熱し、1を焼く。焼き色がついたら裏返して酒をふり、ふたをして弱火で2～3分焼いて器に盛る。
3. 2のフライパンをきれいにし、バターを熱してマッシュルームを炒める。油がなじんだらAを加えて少しとろみがつくまで煮つめ、2の鮭にかける。

糖質 **2.3g** 436kcal　8分でできる

鍋を使わなくてもレンジで煮物が作れます。
鮭のごまポン酢煮

レンチン！

材料（2人分）

生鮭 … 2切れ
豆苗（半分に切る）… 1パック
塩、こしょう … 各適量
A｜ポン酢しょうゆ、すりごま（白）… 各大さじ2
　｜ごま油 … 大さじ½
ポン酢しょうゆ … 大さじ1

作り方

1. 鮭は水けをふき、塩、こしょうをふる。
2. 耐熱容器に豆苗を敷いて1を並べ、混ぜ合わせたAをまわしかける。ふんわりとラップをかけて電子レンジで5分30秒加熱する。
3. 器に盛り、ポン酢しょうゆをかける。

糖質 **1.6g** 119kcal　8分でできる

甘塩鮭

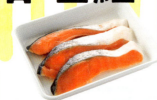

☑ **やせる作りおきのコツ！**
ストックがきく甘塩鮭で作りおき。**オリーブオイルで蒸し煮にすればしっとり感をキープ**。ワイン蒸しは白ワインとバターで風味よく仕上げます。

休日は **やせる作りおき**

かんたん♪

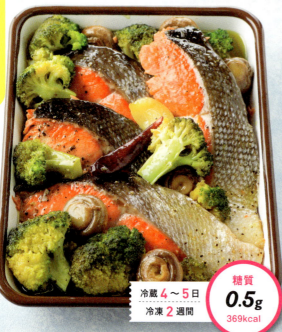

冷蔵 **4～5日** / 冷凍 **2週間**
糖質 **0.5g** 369kcal

超低糖質で美肌にもいい組み合わせ。
甘塩鮭と野菜のオイル煮

材料（4人分）
甘塩鮭 … 4切れ
ブロッコリー（小房に分ける）… ½株
マッシュルーム（軸を除く）… 6個
にんにく（半分に割ってつぶす）… 1かけ
赤唐辛子 … 1本
こしょう … 適量
オリーブオイル … ½カップ

作り方
1. 鮭は腹骨などを除き、水けをふく。
2. フライパンに1、ブロッコリー、マッシュルーム、にんにく、赤唐辛子を入れ、こしょうをふってオリーブオイルを注ぐ。
3. 弱火にかけ、ふたをして鮭と野菜をときどき上下に返しながら10～12分煮る。

冷凍にぴったり！

材料が少なくてラクチン！

冷蔵 **4～5日** / 冷凍 **2週間**
糖質 **0.5g** 199kcal

低糖質のズッキーニは食べごたえが満点。
甘塩鮭とズッキーニのワイン蒸し

材料（4人分）
甘塩鮭 … 4切れ
ズッキーニ（縦半分に切ってから棒状に切る）… ½本
バター … 20g
白ワイン … 大さじ2
塩、こしょう … 各適量

作り方
1. 鮭は腹骨などを除いて2～3等分に切り、水けをふく。
2. フライパンにバターを中火で熱し、1の両面に焼き色をつける。空いている所でズッキーニも炒め、白ワインをふってアルコールをとばす。
3. 弱めの中火にし、ふたをして3～4分蒸し焼きにし、塩、こしょうで味をととのえる。

> ☑ **手早くやせるコツ！**
> 甘塩鮭でいつもの野菜炒めがランクアップ。**マヨネーズとしょうゆならかんたんに味が決まってラクラク糖質オフに**。レンジ調理なら寿司酢と酒をふると臭みが抜け、ふっくらしっとり！

\平日は/
帰ってから作る

食卓の主役になれる炒め物です。
甘塩鮭ともやしのマヨ炒め

材料（2人分）

甘塩鮭 … 2切れ
もやし（ひげ根を取る）
　… ½袋（100g）
キャベツ … 2枚
サラダ油 … 大さじ1

A｜ マヨネーズ … 大さじ1
　｜ しょうゆ … 大さじ½
　｜ 粗びき黒こしょう … 適量

作り方

1. 鮭は骨を除いてひと口大に切り、水けをふく。
2. フライパンにサラダ油の半量を中火で熱し、1の両面を2〜3分ずつ焼き、いったん取り出す。
3. 2のフライパンに残りのサラダ油を足してキャベツ、もやしを強火で1〜2分炒める。2を戻し入れ、混ぜ合わせたAを加えて大きく炒め合わせる。

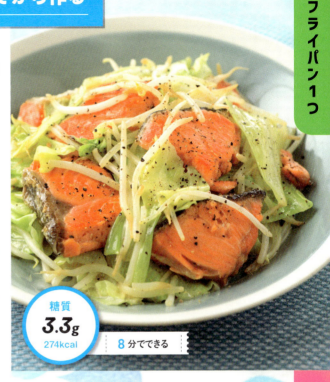

フライパン1つ

糖質 **3.3g** 274kcal　8分でできる

とろっとした玉ねぎとの相性バツグン！
甘塩鮭としいたけのレンジ蒸し

材料（2人分）

甘塩鮭 … 2切れ
しいたけ（石づきを除き、半分に切る）… 2個
玉ねぎ（5mm厚さの薄切り）… ½個
A｜ 寿司酢 … 大さじ1
　｜ 酒 … 大さじ1
ごま油 … 大さじ½

作り方

1. 鮭は水けをふく。耐熱容器に玉ねぎを敷き、鮭、しいたけをのせてAをふる。ふんわりとラップをかけて電子レンジで5分30秒〜6分加熱する。
2. 器に1を盛り、ごま油をかける。

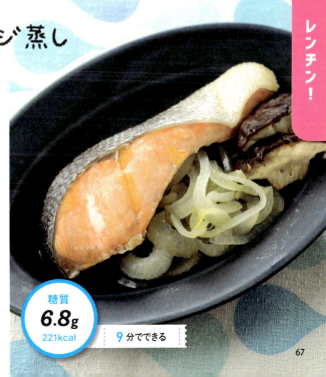

レンチン！

糖質 **6.8g** 221kcal　9分でできる

かじき

> ✅ **やせる作りおきのコツ！**
> あっさりしたかじきはパンチのあるカレー粉や香味野菜と好相性！時間がたってもおいしさをキープできます。まぶす粉類は少なめにして糖質をカット！

休日は **やせる作りおき**

かんたん♪

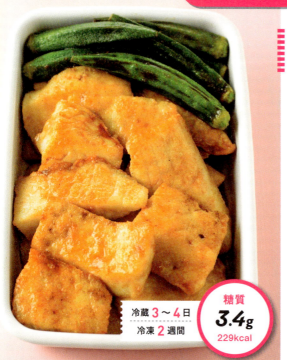

冷蔵 3〜4日 / 冷凍 2週間
糖質 **3.4g** / 229kcal

かじきとオクラのカレーマリネ
かじきは余分な水けをよくふいて焼きます。

材料（4人分）

かじき … 4切れ
オクラ … 8〜10本
塩、こしょう、
　薄力粉 … 各適量
サラダ油 … 大さじ1

A｜レモン汁 … 大さじ2
　｜しょうゆ … 大さじ1と½
　｜オリーブオイル、
　｜　ウスターソース … 各大さじ1
　｜カレー粉 … 小さじ½
　｜砂糖 … ふたつまみ
　｜塩、こしょう … 各適量

作り方

1. かじきは水けをふいて3〜4等分に切り、塩、こしょうをふって薄力粉を薄くまぶす。オクラは塩（分量外）をふって板ずりをし、がくを除く。
2. フライパンにサラダ油を中火で熱し、かじきを3〜4分焼いて取り出す。同じフライパンでオクラを転がしながら3〜4分焼く。
3. 混ぜ合わせた A に 2 を加えてなじませ、1時間以上おく。

冷凍にぴったり！

時間がたっても臭みナシ！

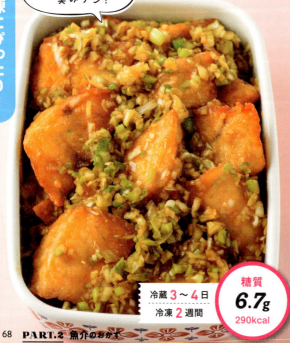

冷蔵 3〜4日 / 冷凍 2週間
糖質 **6.7g** / 290kcal

かじきの油淋鶏風
鶏肉に負けないジューシー感が味わえます。

材料（4人分）

かじき … 4切れ
A｜酒 … 大さじ1
　｜塩、こしょう … 各適量
片栗粉 … 大さじ2
サラダ油 … 大さじ3

B｜長ねぎ（粗みじん切り）… 1本
　｜しょうが（粗みじん切り）… 1かけ
　｜酢 … 大さじ1と½
　｜しょうゆ … 大さじ1
　｜ごま油、オイスターソース
　｜　… 各小さじ2
　｜塩、こしょう … 各適量

作り方

1. かじきは水けをふき、大きめのひと口大に切る。A をからめて5分おき、片栗粉を薄くまぶす。
2. B は混ぜ合わせる。
3. フライパンにサラダ油を中火で熱し、1 を3〜4分揚げ焼きにする。油をよくきって熱いうちに 2 に加えてなじませ、1時間以上おく。

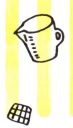
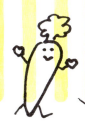

> ☑ **手早くやせるコツ！**
> 糖質の少ないかじきにはほどよい脂があり、スピード調理にもぴったり。炒め物は**焼き肉のたれ＋しょうゆで手軽に**。オイル焼きは、**濃厚なくるみみそをのせて**ふっくらジューシーに火を通します。

\平日は/
帰ってから作る

フライパン1つ

薄力粉を薄くまぶすとたれがよくからむ！
かじきの焼き肉だれ炒め

材料（2人分）
かじき … 2切れ
ピーマン（横1cm幅に切る）… 3個
塩、こしょう、薄力粉 … 各適量
サラダ油 … 大さじ1
A｜焼き肉のたれ、しょうゆ … 各大さじ1

作り方
1. かじきは2cm幅の棒状に切り、塩、こしょうをふり、薄力粉を薄くまぶす。
2. フライパンにサラダ油を中火で熱し、かじきを炒める。かじきの表面に焼き色がつき、7割程度火が通ったら、ピーマンを加え、少ししんなりするまで炒め合わせる。
3. 混ぜ合わせたAを加え、全体にからめる。

糖質 **5.8g** 243kcal　6分でできる

トースター!

くるみみそは鮭やたらにもマッチ！
かじきのくるみみそ焼き

材料（2人分）
かじき … 2切れ
まいたけ（大きめにさく）… 1パック
玉ねぎ（5mm厚さの輪切り）… 4枚
塩、こしょう … 各適量
酒 … 大さじ1
バター … 10g

A｜みそ … 大さじ1と½
　｜水 … 大さじ1
　｜くるみ（粗く刻む）… 20g

作り方
1. かじきは半分に切って水けをふき、塩、こしょうをふる。
2. アルミホイルにサラダ油（分量外）を薄くぬり、玉ねぎ、1の順に重ね、空いた所にまいたけをおく。酒をふって混ぜ合わせたAをかじきにのせる。バターをのせ、アルミホイルで包んでオーブントースターで10～12分焼く。
3. アルミホイルをあけた状態でさらに3分焼く。

糖質 **8.5g** 325kcal　15分でできる

たら・さわら

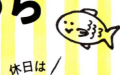

☑ **やせる作りおきのコツ!**
たらは砂糖をまぶして余分な臭みを抜くと、時間をおいても臭みが気になりません。さわらはみそ漬けすれば、冷凍してもふっくら感が残ります。

\休日は/
● やせる作りおき

かんたん♪

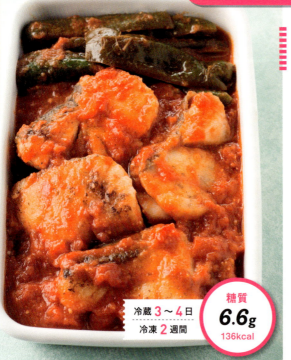

冷蔵 3〜4日 / 冷凍 2週間
糖質 **6.6g** 136kcal

だし代わりにめんつゆを加えて奥深い味わいに。
たらとピーマンのトマト煮

材料（4人分）
生たら … 4切れ
ピーマン（縦4等分に切る）… 4個
塩、こしょう … 各適量
薄力粉 … 大さじ1
にんにく（つぶす）… 1/2かけ

A
- オリーブオイル … 小さじ4
- トマト水煮缶（カットタイプ） … 1缶（400g）
- めんつゆ（ストレート） … 大さじ1と1/2

作り方

1. たらは骨を除いて半分に切り、砂糖大さじ1（分量外）をふって10分おく。洗って水けをふいて塩、こしょうを強めにふり、薄力粉を薄くまぶす。

2. フライパンに半量のオリーブオイルを中火で熱し、1の全体に焼き色がつくまで焼き、いったん取り出す。

3. 2のフライパンに残りのオリーブオイル、にんにくを弱めの中火で熱し、香りが出たら中火でピーマンを炒める。少し焼き色がついてきたらAを加えて煮立て、2を戻し入れる。弱火でふたをし、4〜5分煮て塩、こしょう（各分量外）で味をととのえる。

冷凍にぴったり！

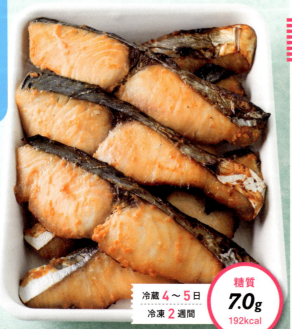

冷蔵 4〜5日 / 冷凍 2週間
糖質 **7.0g** 192kcal

たっぷりのしょうがでおいしく長持ち！
さわらのみそ漬け焼き

材料（6人分）
さわら … 6切れ

A
- みそ … 大さじ6
- みりん … 大さじ2
- しょうが（すりおろし）… 1かけ

作り方

1. さわらは塩小さじ1/2（分量外）をふり、10分おいて水けをふく。Aは混ぜ合わせる。

2. ラップに1/6量のAをぬり、その上にさわらの2切れをのせ、1/6量のAをかけてラップでぴっちり包む。全部で3組作る。冷蔵庫でひと晩おく。

3. 2のみそだれをこそげ取り、予熱した魚焼きグリルで8〜10分焼く（途中焦げそうならアルミホイルをかぶせる）。

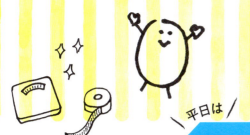

> ☑ **手早くやせるコツ！**
> たらもさわらも糖質の少ない優秀食材。**塩昆布とバターでさっと炒めるとパパッと味が決まります。オリーブオイルと白ワイン、ドライハーブでレンチンすれば**、あっという間におしゃれな晩ごはんが完成！

\平日は/
🕐 帰ってから作る

たらはくずれやすいので大きく炒めて。
たらの塩昆布バター炒め

フライパン1つ

材料（2人分）
生たら…2切れ
長ねぎ（1cm幅の斜め切り）…½本
塩、こしょう、薄力粉…各適量
バター…10g
酒…大さじ1
塩昆布…15g

作り方
1. たらは3等分に切って骨を除き、水けをふく。塩、こしょうをふり、薄力粉を薄くまぶす。
2. フライパンにバターを中火で熱し、たらを焼く。空いている所で長ねぎも炒める。
3. 2に酒をふり、塩昆布を加えて大きく炒め合わせる。

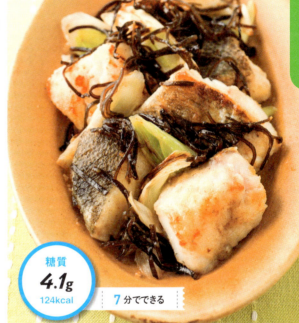

糖質 **4.1g** 124kcal ／ 7分でできる

ミニトマトを添えて彩りよく仕上げます。
さわらのアクアパッツァ風

レンチン！

材料（2人分）
さわら…2切れ
ミニトマト（赤・黄）…各3個
玉ねぎ（薄切り）…½個
塩…小さじ¼
こしょう…適量
A ｜ オリーブオイル、白ワイン…各大さじ1
　｜ ドライバジル…少々
オリーブオイル…大さじ½

作り方
1. さわらは水けをふき、塩、こしょうをふる。
2. 耐熱容器に玉ねぎを敷いて1をのせ、Aをふる。ふんわりとラップをかけて電子レンジで2分30秒加熱する。
3. 取り出してミニトマトを加え、2分30秒加熱する。器に盛り、オリーブオイルをかける。

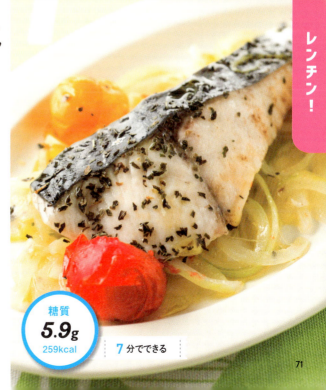

糖質 **5.9g** 259kcal ／ 7分でできる

ぶり

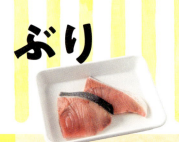

> ✓ **やせる作りおきのコツ！**
> ぶりはレモンやマスタードでマリネにしたり、コチュジャンで炒め煮にすると、臭みが出にくくなり、最後のひと口までおいしく食べられます。

休日は **やせる作りおき**

かんたん♪

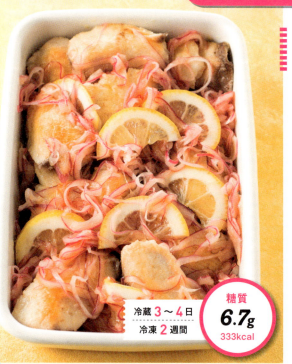

冷蔵 3〜4日　冷凍 2週間
糖質 6.7g 333kcal

おもてなしにも使えるおしゃれなマリネ。
ぶりのレモンマリネ

材料（4人分）

ぶり … 4切れ
紫玉ねぎ
　（または玉ねぎ・薄切り）… 1個
塩、こしょう … 各適量
薄力粉 … 大さじ1
オリーブオイル … 小さじ2

A｜オリーブオイル … 大さじ2と½
　｜酢 … 大さじ1と½
　｜フレンチマスタード … 小さじ2
　｜塩 … 小さじ⅓
　｜砂糖 … 小さじ¼
　｜こしょう … 適量
　｜レモン（いちょう切り）… 8枚

作り方

1. ぶりは皮と骨を除いてひと口大に切り、塩適量（分量外）をふって10分おく。水けをふき、塩、こしょうをふって薄力粉を薄くまぶす。
2. 玉ねぎは水に5分さらして水けをよく絞る。ボウルにAを混ぜ合わせ、玉ねぎ、レモンを加えてなじませる。
3. フライパンにオリーブオイルを中火で熱し、1の両面に焼き色がつき、火が通るまで3〜4分焼く。熱いうちに2に加えてなじませ、1時間以上おく。

冷凍にぴったり！

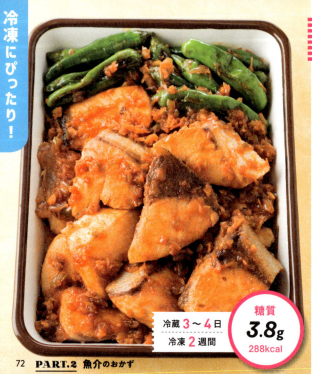

冷蔵 3〜4日　冷凍 2週間
糖質 3.8g 288kcal

ピリ辛な味わいがお酒にも合います。
ぶりのコチュジャン炒め煮

材料（4人分）

ぶり … 4切れ
ししとう … 12本
しょうが（粗みじん切り）… 1かけ
長ねぎ（粗みじん切り）… ½本
塩、こしょう … 各適量
ごま油 … 大さじ1と½

A｜酒、しょうゆ、
　｜水 … 各大さじ2
　｜ごま油 … 大さじ½
　｜コチュジャン … 小さじ2

作り方

1. ぶりはひと口大に切り、塩、こしょうをふる。ししとうは包丁の先で数カ所刺す。
2. フライパンにごま油大さじ1を中火で熱し、ぶりを3〜4分焼く。空いている所でししとうも焼き、どちらもいったん取り出す。
3. 2のフライパンに残りのごま油を弱めの中火で熱し、しょうが、長ねぎを炒める。香りが出たら、混ぜ合わせたAを煮立て、2を戻して入れて3〜4分煮からめる。

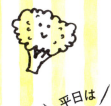

☑ **手早くやせるコツ！**
新鮮なお刺身用のぶりが買えたら、**レモンじょうゆドレッシングでカルパッチョに**。定番のぶり照りは、**ポン酢しょうゆとバターでササッと味つけしましょう**。糖質量を低く抑えられます。

\ 平日は /
🕒 **帰ってから作る**

超スピード

手軽にごちそう感が演出できます。
ぶりのカルパッチョ

材料（2人分）
ぶり（刺身用）… 200g
ミニトマト（4等分に切る）… 2個
ブロッコリースプラウト（半分に切る）… ½パック
A │ オリーブオイル … 大さじ1と½
　│ レモン汁 … 大さじ½
　│ しょうゆ … 小さじ2

作り方
1. ぶりは食べやすい厚さのそぎ切りにし、器に並べる。
2. 1にミニトマト、ブロッコリースプラウトをちらし、混ぜ合わせたAをまわしかけ、お好みで粗びき黒こしょうをふる。

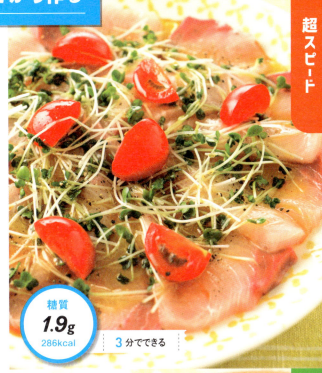

糖質 **1.9g** 286kcal　3分でできる

家族みんなが喜ぶ新定番おかず。
ぶりのバターポン照り焼き

フライパン1つ

材料（2人分）
ぶり … 2切れ
塩、こしょう、薄力粉 … 各適量
バター … 10g
酒 … 大さじ1
A │ ポン酢しょうゆ … 大さじ2
　│ みりん … 小さじ1

作り方
1. ぶりは水けをふき、塩、こしょうをふって薄力粉を薄くまぶす。
2. フライパンにバターを中火で熱し、1を2分焼く。焼き色がついたら裏返して酒をふり、弱めの中火でふたをして2〜3分焼く。
3. 2に混ぜ合わせたAを加え、全体によくからめる。器に盛り、お好みでカイワレ菜を添える。

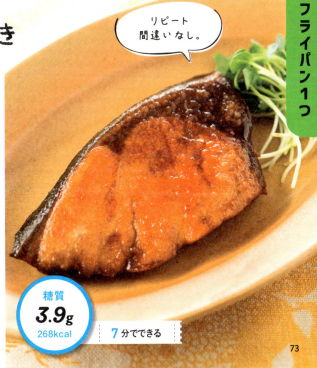

リピート間違いなし。

糖質 **3.9g** 268kcal　7分でできる

さば

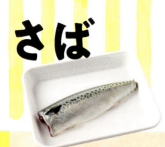

かんたん♪

\休日は/
やせる作りおき

> ✅ **やせる作りおきのコツ！**
> 低糖質でEPA・DHAがとれるさば。塩もみした パプリカとのマリネは相性ぴったり！**竜田揚げは しょうがをきかせると温め直してもおいしい！**

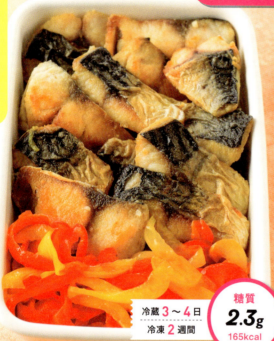

冷蔵 3〜4日 / 冷凍 2週間
糖質 **2.3g** / 165kcal

パプリカの酸味がおいしさを引き立てます。
塩さばのマリネ

材料（4人分）
塩さば … 1尾
パプリカ（赤・黄）… 各½個
サラダ油 … 大さじ2
A｜オリーブオイル … 大さじ2
　｜レモン汁 … 大さじ1
　｜酢 … 大さじ½
　｜砂糖 … 小さじ¼
　｜塩、こしょう … 各少々

作り方
1. 塩さばは骨を除いてひと口大のそぎ切りにする。
2. パプリカは縦に薄切りにし、塩少々（分量外）をふってもみ、水けを絞る。混ぜ合わせたAに加えてあえる。
3. フライパンにサラダ油を中火で熱し、塩さばの両面に焼き色がつき、火が通るまで3〜4分焼く。熱いうちに2を加えてなじませ、1時間以上おく。

冷凍にぴったり！

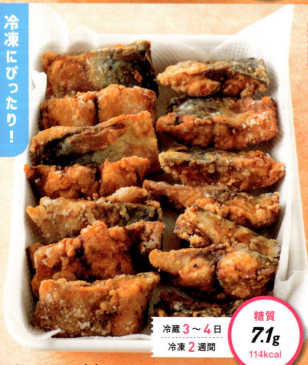

冷蔵 3〜4日 / 冷凍 2週間
糖質 **7.1g** / 114kcal

粗びき黒こしょうをふってスパイシーに。
さばの竜田揚げ

材料（4人分）
生さば（3枚おろし）… 1尾分
A｜しょうが（すりおろし）… 1かけ
　｜しょうゆ … 大さじ1と½
　｜みりん … 小さじ1
　｜粗びき黒こしょう … 適量
片栗粉 … 大さじ3
揚げ油 … 適量

作り方
1. さばは水けをふいて骨を除き、ひと口大に切る。混ぜ合わせたAに加えて10分ほどなじませる。
2. 1の汁けを軽くきって片栗粉をまぶす。
3. 170℃の揚げ油で2を3〜4分揚げ、油をよくきる。

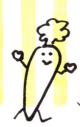

> ☑ **手早くやせるコツ！**
> 塩さばは面倒な下ごしらえが不要。カレー風味の低糖質ソースでリッチな味わいに。めんつゆと豆板醤のレンジ蒸しは、生さばの臭みが気にならず、野菜もとれるので栄養バランス◎。

\平日は/
🌙 帰ってから作る

フライパン1つ

魚が苦手な子どもでも食べやすい！
塩さばのカレークリームソテー

材料（2人分）

塩さば … 1/2 尾
エリンギ（縦に裂く）… 2 本
薄力粉 … 小さじ 1
バター … 10g

A │ 生クリーム … 1/2 カップ
　│ カレー粉 … 小さじ 1/2
　│ こしょう … 少々

作り方

1. 塩さばは骨を除いて半分に切り、薄力粉をまぶす。
2. フライパンにバターを中火で熱し、1の両面に焼き色がつき、火が通るまで3〜4分焼いて取り出す。
3. 2のフライパンでエリンギを2〜3分焼き、混ぜ合わせたAを加えて軽く煮立ててソースにして器に盛る。2をのせてお好みでドライパセリをふる。

糖質 **3.9g** / 367kcal / 10分でできる

レンチン！

少量の酢で味が引き締まります。
さばと小松菜の中華蒸し

材料（2人分）

生さば（3枚おろし）… 1/2 尾
小松菜（3〜4cm長さ）… 3〜4 株
塩、こしょう … 各適量

A │ しょうが（せん切り）… 1 かけ
　│ 酒、めんつゆ（3倍濃縮）… 各大さじ 1
　│ ごま油 … 小さじ 2
　│ 酢 … 小さじ 1
　│ 豆板醤 … 小さじ 1/4

作り方

1. さばは半分に切り、熱湯をまわしかけて水けをふき、塩、こしょうをふる。
2. 耐熱容器に小松菜、1を順にのせ、Aをまわしかける。ふんわりとラップをかけて電子レンジで5分〜5分30秒加熱し、そのまま1分蒸らす。

糖質 **2.9g** / 122kcal / 10分でできる

まぐろ・あじ

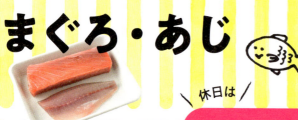

\ 休日は /

☑ やせる作りおきのコツ！
みんなの好きなまぐろもとっても低糖質。作りおくなら**南蛮漬けや丸めてスープ煮**がおすすめ。**時間をおいてもパサつかず、うまみも逃しません。**

やせる作りおき

かんたん♪

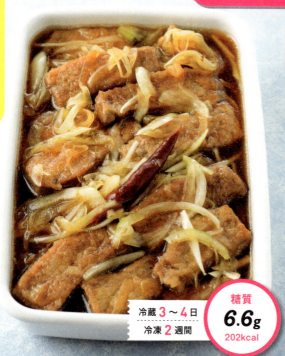

冷蔵 3〜4日 / 冷凍 2週間
糖質 6.6g / 202kcal

お肉のような食感でさっぱりコクうま！
まぐろの南蛮漬け

材料（4人分）

まぐろ（赤身・刺身用）… 300g

- 玉ねぎ（薄切りにして水にさらす）… 1/2個
- 赤唐辛子 … 1本
- 塩、こしょう … 各適量
- 片栗粉 … 大さじ1と1/2
- サラダ油 … 大さじ3

A
- だし汁 … 3/4カップ
- 酢 … 大さじ3
- しょうゆ … 大さじ2と1/2
- みりん … 小さじ2
- 塩 … 小さじ1/5

作り方

1. 鍋にAを合わせて中火にかけ、煮立ったら火を止めて玉ねぎ、赤唐辛子を加える。
2. まぐろは1cm厚さに切り、塩、こしょうをふって片栗粉を薄くまぶす。
3. フライパンにサラダ油を中火で熱し、2を2〜3分揚げ焼きにする。油をよくきって1に加えてなじませ、1時間以上おく。

冷凍にぴったり！

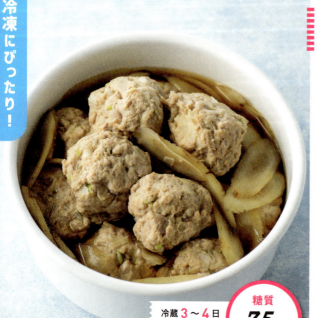

冷蔵 3〜4日 / 冷凍 2週間
糖質 7.5g / 132kcal

ごぼうの風味が溶け込んだスープもおいしい！
まぐろだんごのスープ煮

材料（4人分）

まぐろ（赤身・刺身用）… 300g

- ごぼう（斜め薄切りにし、水にさらす）… 1/2本

A
- 長ねぎ（粗みじん切り）… 1/2本
- しょうが（すりおろし）… 1かけ
- 酒 … 大さじ1
- 片栗粉 … 小さじ2
- 塩 … 小さじ1/4

- だし汁 … 2カップ
- しょうゆ … 大さじ1
- みりん … 小さじ1

作り方

1. まぐろは粗く刻み、Aを加えてよく練り混ぜる。
2. 鍋にだし汁、ごぼうを入れて中火にかける。3〜4分煮てごぼうがやわらかくなったら、1をスプーンで8〜12等分にして落とし入れる。
3. 再び煮立ったら、アクを除いてしょうゆ、みりんで味をととのえる。

> ☑ **手早くやせるコツ！**
> お刺身は手軽ですが、それだけだともの足りない場合も。そんなときは**薬味やみそと混ぜてなめろうにしたり、レタスやナッツと合わせてサラダにすると一気にごちそうに。**どちらも低糖質でうまみたっぷり！

平日は 🕒 帰ってから作る

あじのなめろう
にんにくやみょうがを入れてもうまうま！

材料（2人分）
あじ（3枚おろし・刺身用）…2尾分
しょうが（みじん切り）…1かけ
青じそ（せん切り）…6枚
長ねぎ（粗みじん切り）…½本
A｜みそ…大さじ1と½
　｜いりごま（白）…大さじ1
　｜ごま油…小さじ2
　｜しょうゆ…小さじ1

作り方
1. あじは骨と皮を除き、ある程度切ってから包丁で細かくたたく。
2. 1にしょうが、青じそ、長ねぎを加えてたたき、Aも加えて混ぜる。

火を使わない！

糖質 **5.7g** / 229kcal / 5分でできる

まぐろのナッツサラダ
いつものお刺身がごちそうサラダに変身！

材料（2人分）
まぐろ（赤身・刺身用）…150g
ミックスナッツ（粗く刻む）…30g
レタス（手でちぎる）…½個
青じそ（手でちぎる）…2枚
A｜オリーブオイル…大さじ1
　｜バルサミコ酢…大さじ1
　｜（なければ酢大さじ1＋しょうゆ小さじ2）
　｜塩、こしょう…各適量

作り方
1. まぐろは1.5cm角に切る。
2. 器に1、レタス、青じそを盛り合わせる。ミックスナッツをちらし、混ぜ合わせたAをまわしかける。

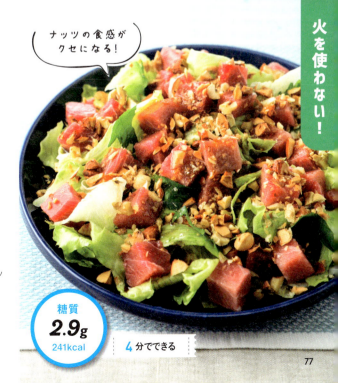

ナッツの食感がクセになる！

火を使わない！

糖質 **2.9g** / 241kcal / 4分でできる

えび

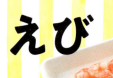

やせる作りおきのコツ！
えびは**殻ごとゆでて鍋の中で冷ますのがプリプリの食感の秘けつ**。フリッターはマヨネーズを使うと粉が少なめでもふんわり揚がり、糖質量もダウン！

\ 休日は /

やせる作りおき

かんたん♪

香菜のさわやかな香りがたまりません。
えびのエスニックマリネ

材料（4人分）

えび（殻つき）… 12尾

香菜（ざく切り）… 2枝
玉ねぎ（薄切り）… 1/2個

A｜オリーブオイル … 大さじ2と1/2
　｜ナンプラー、レモン汁 … 各大さじ1と1/2
　｜はちみつ … 小さじ1
　｜塩、こしょう … 各適量

作り方

1. えびは背わたを除き、片栗粉と塩適量（各分量外）でもんで洗い、水けをよくきる。玉ねぎは水に5分さらして水けを絞る。
2. 塩適量（分量外）を加えた熱湯でえびを2〜3分ゆで、そのまま鍋の中で冷ます。冷めたら水けをきって殻をむく。
3. ボウルに A を混ぜ合わせ、2、玉ねぎ、香菜を加えてあえる。

冷蔵 3〜4日　冷凍 2週間
糖質 4.0g 121kcal

冷凍にぴったり！

青のりの風味が◎。パセリや青じそでもOK！
えびの青のりフリッター

材料（4人分・16尾分）

えび（殻つき）… 16尾

塩、こしょう … 各適量

A｜薄力粉 … 大さじ4
　｜冷水 … 大さじ3
　｜マヨネーズ … 大さじ2
　｜青のり粉 … 小さじ1

作り方

1. えびは殻をむいて背わたを除き、水けをふいて塩、こしょうをふる。
2. 混ぜ合わせた A に 1 をくぐらせ、170℃の揚げ油で3分ほど揚げ、油をよくきる。

冷蔵 3〜4日　冷凍 2週間
糖質 7.0g 180kcal

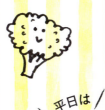

> ☑ **手早くやせるコツ！**
> 殻をむく手間がないむきえびで、コクうまなマヨ炒めはいかがでしょうか？**超低糖質でクリーミーなアボカドと一緒にさっと炒めるだけ！**茶碗蒸しは蒸し器を使わずに、レンジでかんたんに仕上げます。

\平日は/
● **帰ってから作る**

味つけは身近な調味料のみでOK！
えびとアボカドのマヨ炒め

材料（2人分）

むきえび … 200g
アボカド（種と皮を除き、8mm幅に切る）… ½個
サラダ油 … 小さじ2
塩、こしょう … 各適量
酒 … 大さじ1

A｜にんにく（みじん切り）… 1かけ
　｜マヨネーズ … 大さじ2
　｜トマトケチャップ、
　｜　牛乳 … 各大さじ1
　｜しょうゆ … 小さじ1

作り方

1. むきえびは背わたを除き、片栗粉適量（分量外）でもんで洗い、水けをきる。
2. フライパンにサラダ油を中火で熱し、1に塩、こしょうをふって2～3分炒める。全体に火が通ったら、酒をふってアルコールをとばす。
3. 2に混ぜ合わせたAを加えて炒め合わせ、アボカドを加えて大きく炒め合わせる。

フライパン1つ

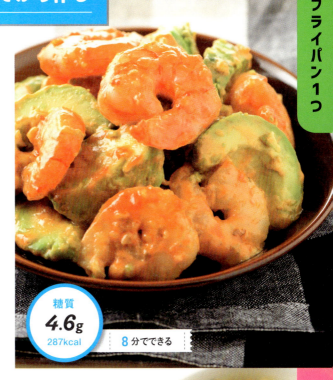

糖質 **4.6g** 287kcal　8分でできる

とろっとしたクリームチーズが新鮮！
むきえびのレンジ茶碗蒸し

材料（2人分）

むきえび … 6尾
卵 … 2個
えのきたけ（石づきを除き、3等分に切ってほぐす）… 1袋
ちくわ（斜め6等分に切る）… 1本
クリームチーズ（個包装タイプ・半分に割る）… 1個

A｜だし汁 … ½カップ
　｜しょうゆ … 小さじ1
　｜塩 … 小さじ¼

作り方

1. むきえびは背わたを除く。ボウルに卵を溶きほぐし、Aを加えて混ぜ合わせる。
2. 耐熱容器にえのきたけ、ちくわ、クリームチーズ、むきえびの順に等分に入れ、卵液を茶こしでこしながら器の8分目まで注ぐ。
3. ラップをぴっちりとかけて楊枝で3～4カ所穴をあけ、300Wの電子レンジで7分30秒～8分加熱する。お好みでカイワレ菜を飾る。

レンチン！

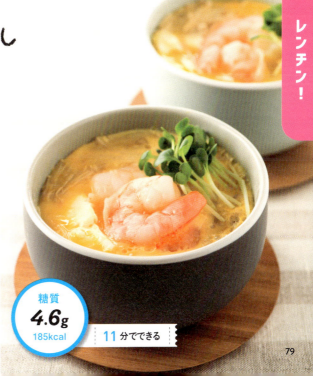

糖質 **4.6g** 185kcal　11分でできる

さば水煮缶

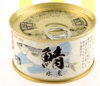

\休日は/

✓ やせる作りおきのコツ！
大ブームのさば水煮缶は低糖質で栄養たっぷり！作りおくなら塩もみしたにんじんとサラダに、**冷凍ならハンバーグ風のお焼きにするのがおすすめ**。

🍲 やせる作りおき

かんたん♪

にんじんは塩もみすると日持ちがアップ。
さば缶と塩もみにんじんのサラダ

材料（4人分）
さば水煮缶…1缶（190g）
にんじん（せん切り）…½本
A｜オリーブオイル…大さじ2
　｜酢…大さじ1
　｜しょうゆ…小さじ1
　｜こしょう…適量

作り方
1. にんじんは塩少々（分量外）をふり、5分おいて水けをよく絞る。
2. さば缶は缶汁をきり、1、混ぜ合わせたAとあえる。

冷蔵 3〜4日 / 冷凍 2週間
糖質 1.4g 130kcal

冷凍にぴったり！

厚揚げ入りでコクのある仕上がり。
さば缶のお焼き

材料（4人分）
さば水煮缶…1缶（190g）
厚揚げ…150g
A｜長ねぎ（みじん切り）…½本
　｜青じそ（粗みじん切り）…4枚
　｜卵…1個
　｜薄力粉…大さじ2
　｜鶏ガラスープの素、しょうゆ…各小さじ1
サラダ油…小さじ2

作り方
1. さば缶は缶汁をきる。厚揚げは熱湯をまわしかけて油抜きをし、手で握りつぶす。
2. ボウルに1、Aを入れてよく混ぜ合わせる。8等分にして小判形にまとめる。
3. フライパンにサラダ油を中火で熱し、2の両面にこんがりと焼き色がつくまで3〜4分ずつ焼く。

冷蔵 3〜4日 / 冷凍 2週間
糖質 4.6g 187kcal

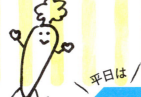

> ☑ **手早くやせるコツ！**
> さば水煮缶はストックしておくと、時間がないときや食事作りが面倒なときに重宝。**そのままカルパッチョにしたり、レンジでさっと温めてもおいしい**うえ、ポン酢しょうゆやキムチとも相性抜群です。

平日は 🌙 帰ってから作る

さば缶のカルパッチョ
温泉卵をくずしながら食べて。

超スピード

材料（2人分）
さば水煮缶 … 1缶（190g）
カイワレ菜（半分に切る）… ½パック
温泉卵 … 1個
A｜ポン酢しょうゆ … 大さじ2
　｜ごま油 … 小さじ2

作り方
1. さば缶は缶汁をきって粗くほぐす。
2. 器にカイワレ菜、1、温泉卵の順にのせ、混ぜ合わせたAをまわしかける。

糖質 **1.9g** 227kcal　3分でできる

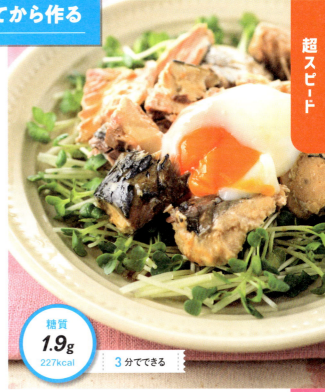

さば缶の豆乳キムチ煮
缶汁ごとを使うからだしいらず！

レンチン！

材料（2人分）
さば水煮缶 … 1缶（190g）
白菜キムチ … 50g
無調整豆乳 … ¼カップ
しょうゆ … 小さじ1
小ねぎ（小口切り）… 2本

作り方
1. 耐熱容器にさば缶を缶汁ごと入れ、白菜キムチ、豆乳、しょうゆを加えてざっくりと混ぜる。
2. ふんわりとラップをかけ、電子レンジで1分30秒加熱し、小ねぎをちらす。

糖質 **2.6g** 206kcal　3分でできる

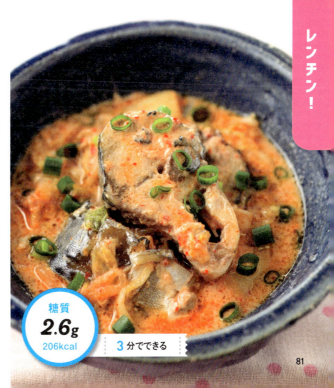

ツナ油漬け缶

> ✅ **やせる作りおきのコツ！**
> 糖質オフダイエットならコクのあるツナ油漬け缶がおすすめ。**チヂミは粉が少なめでもおからを入れることで糖質が抑えられ、冷凍してもふんわり！**

\休日は/
やせる作りおき

かんたん♪

ツナとほうれん草のごまあえ
すりごまが余分な汁けを吸ってくれます。

材料（4人分）
ツナ油漬け缶（チャンクタイプ）…1缶（140g）
ほうれん草…1束
A｜ すりごま（白）…大さじ2
　｜ しょうゆ…大さじ1
　｜ みりん（電子レンジで20秒加熱）…大さじ1/2

作り方
1. ほうれん草は茎、葉の順に熱湯で塩ゆで（分量外）し、冷水にとる。しっかりと水けを絞り、4cm長さに切る。
2. ボウルにAを混ぜ合わせ、缶汁をきったツナ、1を加えてあえる。

冷蔵 3〜4日　冷凍 2週間
糖質 **1.8g**　119kcal

冷凍にぴったり！

ツナとおからのチヂミ
冷凍するときは1枚ずつラップで包んで。

材料（4人分）
ツナ油漬け缶（チャンクタイプ）…1缶（140g）
にら（3cm長さに切る）…1/2束
白菜キムチ（ざく切り）…100g
ピザ用チーズ…60g
A｜ 卵…2個
　｜ おから…1/2カップ
　｜ 薄力粉…大さじ3
　｜ 鶏ガラスープの素…小さじ1
サラダ油…大さじ1
しょうゆ、酢…各大さじ2

作り方
1. ボウルにAの卵を溶きほぐし、残りのAを加えてよく混ぜる。缶汁をきったツナ、にら、白菜キムチ、ピザ用チーズを加えてよく混ぜる。
2. フライパンにサラダ油の半量を中火で熱し、1の1/4量を2個ずつ丸く流し入れる。
3. 2〜3分焼いて裏返し、さらに2〜3分焼く。残りも同様に焼く。酢じょうゆをつけて食べる。

冷蔵 3〜4日　冷凍 2週間
糖質 **8.3g**　259kcal

PART.2 魚介のおかず

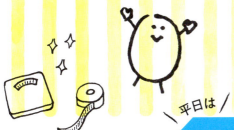

☑ **手早くやせるコツ！**
肉も魚もないときでもツナ缶があれば、メインおかずがササッと作れます。**火が通っているからソース炒めもグラタンも大きめにほぐせばOK！** もちろん糖質は控えめなので安心して食べられます。

\平日は/
🕐 **帰ってから作る**

フライパン1つ

いんげんの下ゆではナシ！
ツナといんげんのソース炒め

材料（2人分）
ツナ油漬け缶（チャンクタイプ）…1缶（140g）
さやいんげん（2～3等分に切る）…12～15本
サラダ油…大さじ½
A｜ウスターソース…大さじ½
　｜しょうゆ…小さじ1
塩、こしょう…各適量

作り方
1. フライパンにサラダ油を中火に熱し、さやいんげんを炒める。油がなじんだら、水大さじ1（分量外）を加えてふたをして1～2分蒸し焼きにする。
2. 1に缶汁をきったツナ缶を加え、Aを加えて炒め合わせ、塩、こしょうで味をととのえる。

糖質 **3.1g** 200kcal　6分でできる

レンジ&トースター

マヨネーズと塩、こしょうだけ！
ツナの豆腐マヨグラタン

包丁ナシで作れる！

材料（2人分）
ツナ油漬け缶（チャンクタイプ）…1缶（140g）
木綿豆腐…小1丁（150g）
A｜マヨネーズ…大さじ2
　｜塩、こしょう…各適量
ピザ用チーズ…50g

作り方
1. 豆腐は粗くほぐしてキッチンペーパーで包み、耐熱皿にのせて電子レンジで2分加熱する。余分な水けをきり、Aを加えて混ぜる。
2. 耐熱容器に1を入れ、缶汁をきって大きめにほぐしたツナ、ピザ用チーズの順にのせる。オーブントースターでチーズに焼き色がつくまで7～8分焼き、お好みでパセリのみじん切りをちらす。

糖質 **1.7g** 375kcal　10分でできる

83

鮭水煮缶

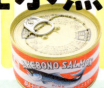

休日は

やせる作りおき

> ✓ **やせる作りおきのコツ！**
> 骨までおいしい鮭缶。マヨあえは**セロリとレモン汁でおいしく長持ちさせます**。ポトフは缶汁ごと使うと、うまみと栄養分をまるごと、とることができます。

かんたん♪

豆腐や葉野菜にトッピングしても。
鮭缶とセロリのマヨあえ

材料（4人分）
鮭水煮缶 … 1缶（180g）
セロリ（せん切り）… 1/3本
オリーブ（ドライパック・粗く刻む）… 15g
A ┃ マヨネーズ … 大さじ2
　┃ レモン汁 … 大さじ1/2
　┃ フレンチマスタード … 小さじ2
　┃ 塩、こしょう … 各適量

作り方
1 鮭缶は缶汁をきって粗くほぐす。セロリは塩少々（分量外）をふってもみ、水けを絞る。
2 混ぜ合わせたAで1とオリーブをあえる。

冷蔵 3〜4日
冷凍 2週間
糖質 **1.0g**
106kcal

冷凍にぴったり！

スープの素を使わなくても味に深みがあります。
鮭缶と野菜のポトフ

材料（4人分）
鮭水煮缶 … 小2缶（260g）
カリフラワー（小房に分ける）… 1/3株
にんじん（乱切り）… 1/2本
水 … 2カップ
ローリエ … 1枚
塩 … 小さじ1/2
こしょう … 適量

作り方
1 鍋に水、鮭缶の缶汁、ローリエ、にんじん、カリフラワーを入れて中火にかけ、野菜がやわらかくなるまでふたをして4〜5分煮る。
2 1に鮭を加えて塩、こしょうで味をととのえ、ひと煮する。

冷蔵 3〜4日
冷凍 2週間
糖質 **1.7g**
116kcal

PART.2 魚介のおかず

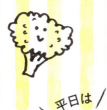

> ☑ **手早くやせるコツ！**
> 鮮魚がなくても低糖質の鮭水煮缶で十分栄養がとれます。パパッと作れる炒め物やレンジ煮にもぴったり。**にんにくやしょうがをきかせると代謝アップにもつながって、ダイエット効果も高まります。**

\平日は/
🕐 帰ってから作る

フライパン1つ

― シンプルな味つけで鮭缶のうまみを味わって。
鮭缶とチンゲン菜のポン酢炒め

材料（2人分）
鮭水煮缶 … 1缶（180g）
チンゲン菜 … 2株
ごま油 … 大さじ1
にんにく（薄切り）… ½かけ
A ｜ ポン酢しょうゆ … 大さじ2
　　｜ 塩、こしょう … 各適量

作り方
1. チンゲン菜は葉と茎に分け、葉はざく切り、茎は縦4等分に切る。
2. フライパンにごま油、にんにくを中火で熱し、チンゲン菜を茎、葉の順に炒める。油がなじんだら、缶汁を軽くきった鮭を加えて大きく炒め合わせ、Aで調味する。

糖質 **2.8g** 178kcal　5分でできる

レンチン！

― ストック食材だけですぐ完成！
鮭缶と厚揚げのレンジ煮

材料（2人分）
鮭水煮缶 … 1缶（180g）
厚揚げ … 小1枚（200g）
A ｜ しょうが（すりおろし）… ½かけ
　　｜ しょうゆ … 大さじ1と½
　　｜ みりん … 小さじ1と½
小ねぎ（小口切り）… 1本

作り方
1. 厚揚げは縦半分に切り、2cm幅に切る。
2. 耐熱ボウルに1、鮭缶を缶汁ごと入れ、Aを加える。ふんわりとラップをかけて電子レンジで2分加熱する。上下を返して再び1分30秒加熱する。
3. 器に2を盛り、小ねぎをちらす。

糖質 **3.8g** 312kcal　5分でできる

＜煮物もレンジならあっという間！＞

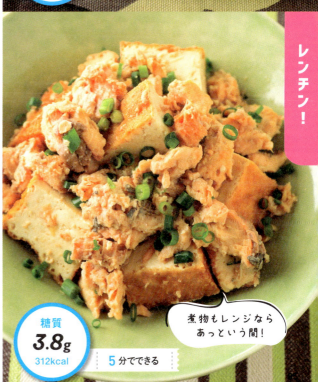

Column 02 低糖質だから安心！ラクうま おつまみレシピ

\休日は/ **やせる作りおき**

無限キムチサーモン

まぐろやたいなどのお刺身でもおいしい！

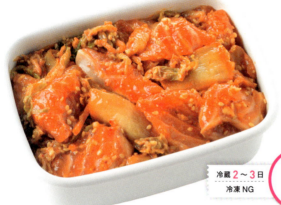

材料（作りやすい分量・4回分）
- サーモン（刺身用）…200g
- 白菜キムチ…100g
- A
  - しょうが（すりおろし）…1かけ
  - ごま油、いりごま（白）…各大さじ1
  - しょうゆ、みそ…各小さじ2

作り方
1. サーモンは1cm幅に切り、白菜キムチは食べやすい大きさに切る。
2. ボウルにAを入れてよく混ぜ、1を加えてあえる。

冷蔵 2〜3日 / 冷凍 NG
糖質 **2.6g** 180kcal

豆腐のみそ漬け

まるでチーズのような口当たり！

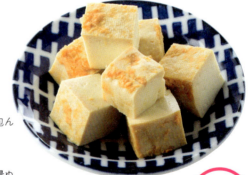

材料（作りやすい分量・6回分）
- 木綿豆腐…大1丁（350g）
- A
  - みそ…大さじ3
  - みりん（電子レンジで20秒加熱する）…大さじ1と½

作り方
1. 豆腐は縦半分に切り、ペーパータオルで包んで重しをして4時間以上水きりする。
2. Aは混ぜ合わせる。
3. ラップにキッチンペーパーを敷き、2の¼量ぬり、1の半量をのせ、さらに2の¼量をぬる。キッチンペーパー、ラップの順に包む。同様にもう1組作る。冷蔵庫で1日以上おく。

冷蔵 4〜5日 / 冷凍 NG
糖質 **4.7g** 70kcal

チーズのハーブオイル漬け

ハンパに余ったチーズを入れてもOK。

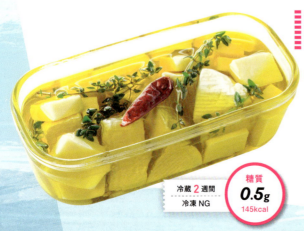

材料（作りやすい分量・12回分）
- プロセスチーズ（個包装タイプ）…6個
- カマンベールチーズ（個包装タイプ）…6個
- A
  - オリーブオイル…1と½カップ
  - 塩…小さじ¼
- タイムなどのお好みのハーブ…適量
- 赤唐辛子…1本

作り方
1. プロセスチーズは半分に切る。Aはよく混ぜて塩を溶かす。
2. 清潔な保存容器にAを少し注いで1、カマンベールチーズ、ハーブ、赤唐辛子を入れる。残りのAを注いで（オイルが足りないようなら足して）、冷蔵庫で2日以上おく。＊漬けたオイルはドレッシングや肉や魚のソテーに使うとよい。

冷蔵 2週間 / 冷凍 NG
糖質 **0.5g** 145kcal

ダイエット中でも気にせず食べられるおつまみおかずが大集合！ あえるだけ、漬けるだけ、巻くだけなど、とにかくどれもかんたんなレシピばかりです。ワインや焼酎などの低糖質のお酒といっしょに楽しみましょう。

砂肝のしょうゆ漬け

コリコリとした食感がたまりません。

冷蔵 4～5日
冷凍 2週間
糖質 0.6g
71kcal

材料（作りやすい分量・6回分）
砂肝… 350g
A しょうゆ… 大さじ2
　ごま油… 小さじ2
　にんにく（薄切り）… 3枚

作り方
1 保存袋に A を混ぜ合わせておく。
2 砂肝は半分に切って筋を取る。鍋に湯を沸かして酒大さじ1（分量外）を入れ、煮立ったら砂肝を加えて4～5分ゆでる。
3 2の水けをきり、砂肝が熱いうちに 1 に加えてもみ込む。袋の空気を抜き、3時間おく。

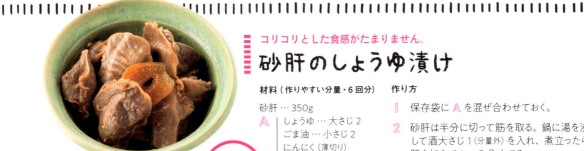

ピリ辛こんにゃく煮

お弁当の定番常備菜にもおすすめです。

冷蔵 4～5日
冷凍 NG
糖質 2.0g
107kcal

材料（作りやすい分量・6回分）
板こんにゃく（アク抜き済み）… 2枚（500g）
豚バラ薄切り肉（2cm幅に切る）… 120g
サラダ油… 小さじ2
A しょうゆ… 大さじ2
　みりん… 大さじ1
　顆粒和風だしの素… 小さじ1/3
　赤唐辛子（輪切り）… 1/2本

作り方
1 こんにゃくはスプーンでひと口大にちぎり、洗って水けをきる。
2 フライパンにサラダ油を熱し、1 を炒める。ちりちりと音がして薄く焼き色がつくまで炒める。
3 豚肉を加えて炒め、肉の色が変わってきたら、余分な脂をふき、A を加えて汁がなくなるまで炒め煮にする。

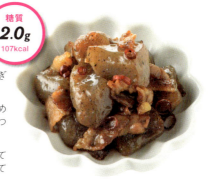

煮干しのにんにくオイル漬け

オムレツの具や青菜の炒め物にも使えます。

冷蔵 2週間
冷凍 NG
糖質 0.2g
267kcal

材料（作りやすい分量・10回分）
煮干し… 50g
にんにく（薄切り）… 大1/2かけ
オリーブオイル… 1～1と1/2カップ
しょうゆ… 大さじ1

作り方
1 煮干しは湯に2分つけてもどし、水けをよくきる。
2 清潔な保存容器にオリーブオイル、しょうゆ、にんにくを入れて混ぜ、1 を加えてひと晩以上漬ける。

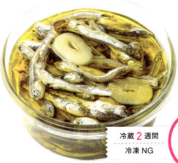

たこの甘酢漬け

たこは漬け汁が熱いうちに浸すのがポイント。

冷蔵 3～4日
冷凍 NG
糖質 2.4g
64kcal

材料（作りやすい分量・6回分）
ゆでたこ… 300g
A 酢… 3/4カップ
　水… 1/2カップ
　めんつゆ（3倍濃縮）… 大さじ3
　塩… 小さじ1/4

作り方
1 たこはよく洗ってぬめりを取り、水けをふく。
2 鍋に A を入れて火にかけ、ひと煮立ちさせる。
3 2が熱いうちに保存容器に移し、1 を加えて上から落としラップをしてなじませ、3時間以上漬ける。食べるときは必要な分量だけ切り分ける。

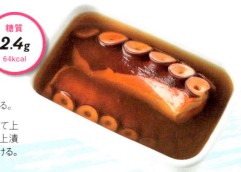

平日は 帰ってから作る

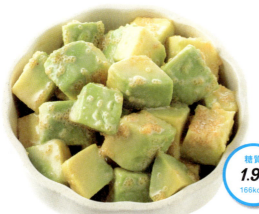

濃厚なアボカドは低糖質で美肌にも◎。
アボカドの明太マヨあえ

材料（2人分）
アボカド … 1個
レモン汁 … 小さじ2
A　辛子明太子（薄皮から身をこそげ出す）… 1/3本
　　マヨネーズ … 大さじ1
　　しょうゆ … 小さじ2

作り方
1. アボカドは種と皮を除いて1.5cm角に切り、レモン汁をまぶす。
2. 1をAであえる。

糖質 **1.9g** 166kcal　3分でできる

焼きのりを巻いて食べてもおいしい！
納豆ばくだん

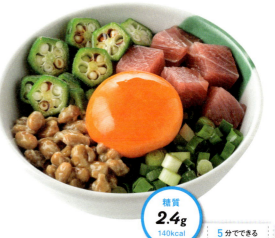

材料（2人分）
納豆 … 1パック（40g）
まぐろ赤身（さく・刺身用）… 100g
オクラ … 5本
小ねぎ（小口切り）… 2本
卵黄 … 1個分
A　しょうゆ … 大さじ1/2
　　納豆のたれ … 1袋

作り方
1. まぐろは1.5cm角に切る。オクラは塩をふって板ずりをする。熱湯でさっとゆでて冷水にとり、水けをきって5mm幅の小口切りにする。
2. 器に1、納豆、小ねぎを盛り、卵黄をのせて混ぜ合わせたAをかける。

糖質 **2.4g** 140kcal　5分でできる

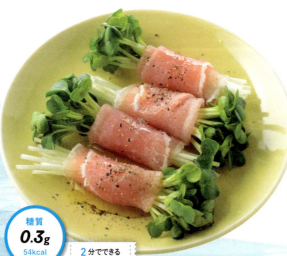

ワインにぴったりなスピードつまみ。
カイワレ菜の生ハム巻き

材料（2人分）
生ハム … 4枚
カイワレ菜（根元を切り落とす）… 1/4パック
オリーブオイル … 大さじ1/2
粗びき黒こしょう … 適量

作り方
1. 生ハムでカイワレ菜を巻く。器に盛ってオリーブオイルをかけ、粗びき黒こしょうをふる。

糖質 **0.3g** 54kcal　2分でできる

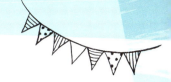

糖質 1.4g 28kcal　3分でできる

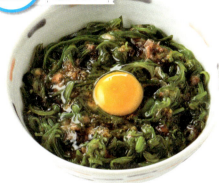

食物繊維たっぷりでヘルシー！
めかぶのしょうがポン酢がけ

材料（2人分）
めかぶ … 120g
うずら卵 … 1個
かつお節 … 1パック
A｜ポン酢しょうゆ … 大さじ1～1と½
　｜しょうが（すりおろし）… ½かけ

作り方
1. めかぶにかつお節を加えてよく混ぜる。
2. 器に1を盛り、うずら卵を割ってのせ、混ぜ合わせたAをかける。

うまみを引き出すベストコンビ。
スモークサーモンのチーズ包み

材料（2人分）
スモークサーモン … 4枚
クリームチーズ（個包装タイプ）… 4個
くるみ（無塩で素焼き）… 5g

作り方
1. スモークサーモンでクリームチーズを包み、くるみをのせる。

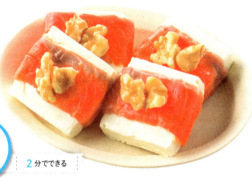

糖質 0.9g 173kcal　2分でできる

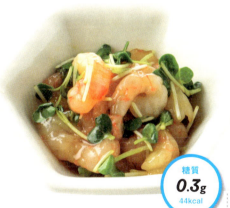

糖質 0.3g 44kcal　3分でできる

少量でも満足感のある大人のおつまみ。
甘えびの和風タルタル

材料（2人分）
甘えび … 小12～16尾
カイワレ菜（ざく切り）… 少々
A｜ごま油、しょうゆ … 各小さじ1

作り方
1. 甘えびは殻をむいてぶつ切りにし、カイワレ菜、Aとあえる。

アーモンドを混ぜて噛みごたえアップ。
水菜とツナのナッツサラダ

材料（2人分）
水菜（ざく切り）… 2株
ツナ油漬け缶（フレークタイプ）… 小1缶（70g）
アーモンド（無塩で素焼き・粗く刻む）… 10g
A｜オリーブオイル … 大さじ1
　｜酢 … 小さじ2
　｜塩、こしょう … 各適量

作り方
1. 水菜は水にさらして水けをよくふく。
2. 1に缶汁をきったツナ、アーモンド、混ぜ合わせたAを加えてあえる。

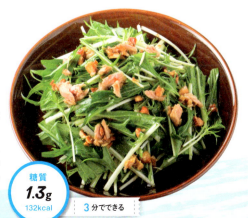

糖質 1.3g 132kcal　3分でできる

低糖質の油揚げでダイエットを後押し。
スティック油揚げのマヨ七味焼き

材料（2人分）
油揚げ…1枚
A｜ マヨネーズ…大さじ1
　｜ みそ…小さじ1
七味唐辛子…適量

作り方
1 油揚げは6〜8等分のスティック状に切り、混ぜ合わせたAをぬる。
2 オーブントースターで焼き色がつくまで3〜4分焼き、七味唐辛子をふる。

糖質 0.8g
110kcal
6分でできる

塩昆布のうまみがアボカドにマッチ。
アボカドの塩昆布あえ

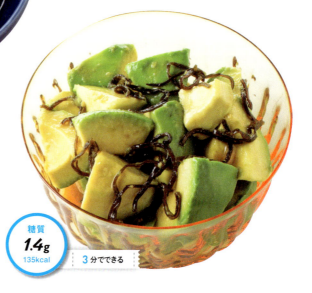

材料（2人分）
アボカド…1個
A｜ 塩昆布…5g
　｜ ごま油、しょうゆ
　｜ …各小さじ1

作り方
1 アボカドは種と皮を除き、ひと口大の乱切りにする。
2 1をAであえる。

糖質 1.4g
135kcal
3分でできる

✳ information

お酒はやめなくてOK！

やせたいからといってお酒をガマンする必要はありません。ゆる糖質オフダイエットなら、辛口の赤・白ワイン、焼酎、ビール系なら糖質ゼロの発泡酒、ウイスキーやブランデーなどの蒸留酒がおすすめです。日本酒がどうしても飲みたい人なら、糖質ゼロで辛口の日本酒もよいですね。

反対に普通のビールや日本酒、紹興酒、梅酒などは糖質が多めなので控えるのが正解！　また混ぜるものによって糖質がグンと上がるカクテルやサワーも要注意です。ただし、糖質が低いからといってガブ飲みは厳禁。水といっしょにゆっくりと楽しみ、飲みすぎには気をつけましょう。

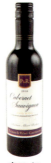
赤ワイン
糖質 **1.4g**

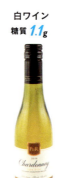
白ワイン
糖質 **1.1g**

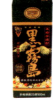
焼酎
糖質 **0g**

糖質ゼロの発泡酒
糖質 **0〜0.2g**

日本酒
糖質 **0g**

＊糖質量は100mlあたりの数値です。

PART.3

見た目もボリュームも文句なし！

ごはん・めん

糖質が高めのごはんとめん。
でもまったく食べないとストレスがたまり、
ダイエットが長続きしないもの。本書ではおいしく、
かんたんにボリュームアップした腹もちのよい、
とっておきメニューをご紹介します。

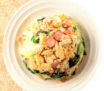

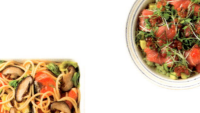
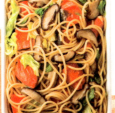

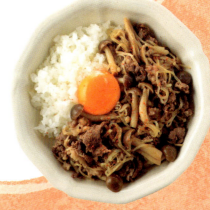

ごはん

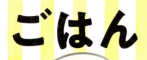

\休日は/

☑ **やせる作りおきのコツ！**
白米に糖質の低い豆もやしや枝豆などを加えて、具だくさんにするのがコツ。炊くときは吸水させ、少なめの水加減にして炊きましょう。

🍚 やせる作りおき

かんたん♪

超低糖質の豆もやしで食感もうまみも倍増！
牛肉と豆もやしの炊き込みごはん

材料（作りやすい分量・8回分）

白米…2合
牛こま切れ肉…200g
豆もやし（ひげ根を取る）…200g
しいたけ（石づきを除いて4つ割りにする）…4個
にんにく（半分に割ってつぶす）…1かけ

A｜しょうゆ、酒、オイスターソース…各大さじ1
　｜鶏ガラスープの素…小さじ1
　｜塩…ふたつまみ
水…1と½カップ
ごま油…小さじ1

作り方

1. 米はといで30分以上吸水させ、ざるにあげて水けをよくきる。
2. 牛肉にAをよくもみ込む。
3. 炊飯器に1、水を入れ、2、豆もやし、しいたけ、にんにくをのせて普通に炊く。炊けたらごま油を加えてざっと混ぜる。

冷蔵 3日間
冷凍 2週間
糖質 **30.1g**
215kcal

冷凍にぴったり！

仕上げのバターでパラリとしたピラフ風に。
たこと枝豆の炊き込みごはん

材料（作りやすい分量・8回分）

白米…2合
ゆでたこ（2cm角に切る）…150g
冷凍枝豆（さやつき）…250g
スライスベーコン（2cm幅に切る）…3枚

A｜酒、しょうが汁…各大さじ1
　｜顆粒コンソメスープの素…小さじ1と½
　｜塩…小さじ¼
バター…10g

作り方

1. 米はといで30分以上吸水させ、ざるにあげて水けをよくきる。
2. 枝豆は流水で解凍し、さやから出して薄皮をむく。
3. 炊飯器に1、Aを入れて混ぜ、2合の目盛りより少なめの水加減にする。たこ、ベーコンをのせ、普通に炊く。炊けたらバター、2を加えてざっと混ぜる。

冷蔵 3日間
冷凍 2週間
糖質 **29.8g**
216kcal

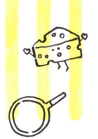
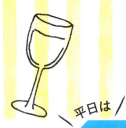

> ☑ **手早くやせるコツ！**
> ごはんの量は1人分90gでも、低糖質な肉やお刺身、野菜でボリューム満点にすればもの足りなさは一切なし！ フライパン1つや火を使わないレシピなので後片づけもラクチンです。

平日は 帰ってから作る

噛みごたえのある食材がたっぷり！
きのことしらたきの牛丼

フライパン1つ

材料（2人分）

白米ごはん … 180g
牛こま切れ肉 … 180g
しらたき（アク抜き済み・ざく切り） … 150g
えのきたけ（根元を切り落として半分に切る）… 1袋
しめじ（石づきを除いてほぐす）… 1袋
卵黄 … 2個分

A │ 水 … ¼カップ
　│ しょうゆ … 大さじ2
　│ みりん … 小さじ2
　│ 顆粒和風だしの素 … 小さじ½

作り方

1. フライパンにしらたきを入れて中火にかけ、水分がとぶまでから炒りする。
2. 1にA、牛肉、きのこ類を加えて煮立て、弱火でふたをして4～5分煮る。
3. 器にごはんをよそって2をかけ、卵黄をのせる。お好みで七味唐辛子をふる。

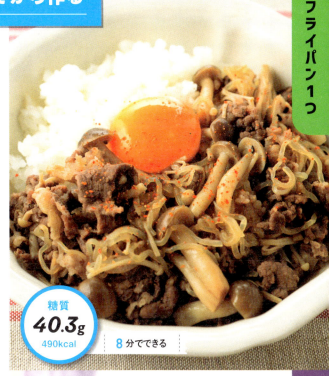

糖質 **40.3g** 490kcal ／ 8分でできる

相性よすぎるおいしい組み合わせ。
まぐろのアボカド丼

火を使わない！

材料（2人分）

白米ごはん … 180g
まぐろ（刺身用・そぎ切り）… 200g
アボカド（種と皮を除き、1.5cm角に切る）… 1個
いりごま（白）… 大さじ1
カイワレ菜（3等分に切る）… ½パック
青じそ（せん切り）… 2～3枚
いくら（しょうゆ漬け）… 大さじ2

A │ しょうゆ … 大さじ1
　│ みりん … 小さじ1
　│ 練りわさび … 少々

作り方

1. まぐろは混ぜ合わせたAに漬けて5分おく。
2. ごはんにアボカド、ごまを混ぜ、器によそう。
3. 2に1を盛り、カイワレ菜、青じそをのせ、いくらをちらす。

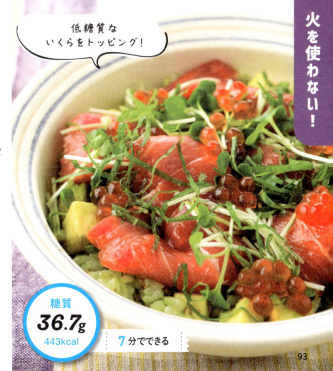

「低糖質ないくらをトッピング！」

糖質 **36.7g** 443kcal ／ 7分でできる

ごはん

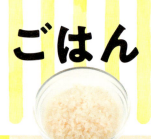

> ✓ **やせる作りおきのコツ！**
> お手軽なツナ缶や鶏肉を混ぜ込んでうまみたっぷりの炊き込みごはんに。**低糖質なひじきやズッキーニを加えればさらにボリュームもアップ。**

\休日は/
🍚 **やせる作りおき**

かんたん♪

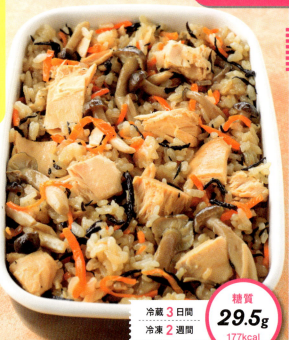

冷蔵 **3**日間　冷凍 **2**週間
糖質 **29.5g**　177kcal

■ ツナの缶汁ごと使うとコクがアップ。
ツナとしめじの炊き込みごはん

材料（作りやすい分量・8回分）
白米…2合
ツナ油漬け缶（チャンクタイプ）…1缶（140g）
しめじ（小房に分ける）…大1袋
芽ひじき（さっと洗う）…大さじ1
にんじん（細切り）…¼本
しょうゆ…大さじ1と½
塩…小さじ⅓

作り方
1. 米はといで30分以上吸水させ、ざるにあげて水けをよくきる。
2. 炊飯器に1、ツナ缶の缶汁、しょうゆ、塩を入れ、2合の目盛りより少なめの水加減にしてざっと混ぜる。
3. しめじ、芽ひじき、にんじん、ツナをのせ、普通に炊く。

冷凍にぴったり！

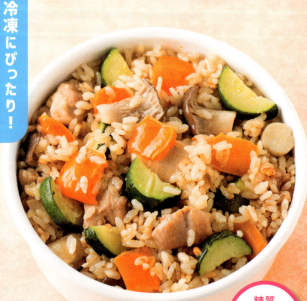

冷蔵 **3**日間　冷凍 **2**週間
糖質 **31.2g**　226kcal

■ ナンプラーは2回に分けて加えて風味よく。
鶏肉の炊き込みごはん

材料（作りやすい分量・8回分）
白米…2合
鶏もも肉（2cm角に切る）…大1枚
パプリカ（オレンジ・2cm角切る）…1個
ズッキーニ（半月切り）…1本
エリンギ（ひと口大に切る）…2本
塩、こしょう…各適量

A 水…1と½カップ
にんにく（みじん切り）…1かけ
オイスターソース、ナンプラー…各大さじ1
しょうゆ…鶏ガラスープの素…各小さじ1
塩…少々

ナンプラー…大さじ½

作り方
1. 米はといで30分以上吸水させ、ざるにあげて水けをきる。
2. 鶏肉に塩、こしょうをふる。ズッキーニは塩小さじ½（分量外）をふり、5分おいて水けをおさえる。
3. 炊飯器に白米、Aを入れてよく混ぜ、鶏肉、パプリカ、ズッキーニ、エリンギをのせて普通に炊く。炊けたらナンプラーを加えてざっと混ぜる。

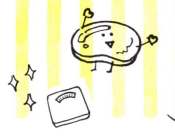

☑ **手早くやせるコツ！**
ガーリックバターライスは**牛ステーキ肉やブロッコリーで見た目も迫力も満点！** チャーハンは**レタス½個をたっぷり使っていただきます。** どちらも腹もちがよく、素早く作れるうれしいメニューです。

平日は
● 帰ってから作る

食欲をそそる大満足のひと皿です。
牛肉のガーリックバターライス

フライパン1つ

ステーキ肉がたっぷり！

材料（2人分）
白米ごはん … 180g
牛ステーキ肉（ひと口大に切る） … 200g
ブロッコリー（小さく刻む） … ½株
マッシュルーム（石づきを除いて4つ割りにする） … 6個
にんにく（薄切り） … 1かけ
塩、粗びきこしょう … 各適量
バター … 20g
A｜しょうゆ … 小さじ2
　｜塩、粗びき黒こしょう … 各適量

作り方
1. 牛肉は塩、粗びき黒こしょうを強めにふる。
2. フライパンにバターの半量を熱し、にんにくを中火で炒め、香りが出たら1をお好みの焼き加減に焼いていったん取り出す。
3. フライパンに残りのバターを中火で熱し、ブロッコリー、マッシュルームの順に炒める。油がまわったら、水大さじ1（分量外）を加えてふたをして2分蒸し焼きにする。ごはんを加えて混ぜ、2を戻し入れて炒め合わせ、Aで味をととのえる。

糖質 **35.3g** 479kcal　10分でできる

ベーコンやハムでもおいしい！
ウインナーとレタスのチャーハン

フライパン1つ

材料（2人分）
白米ごはん … 180g
ウインナー … 4本
レタス（手でちぎる） … ½個
長ねぎ（小口切り） … ½本
A｜卵 … 2個
　｜塩、こしょう … 各適量
サラダ油 … 大さじ1と½
B｜鶏ガラスープの素 … 小さじ½
　｜塩、こしょう … 各適量
　｜しょうゆ … 小さじ2

作り方
1. Aは混ぜ合わせる。
2. フライパンにサラダ油を中火で熱し、Aを入れて炒める。半熟状になったら、ごはんを加えて炒め合わせる。
3. 2にウインナー、長ねぎを加えて1分炒め、Bを順に加えて調味する。レタスを加え、少ししんなりするまで炒め合わせる。

糖質 **36.5g** 449kcal　10分でできる

パスタ

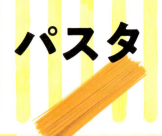

\休日は/
やせる作りおき

> ✅ **やせる作りおきのコツ！**
> パスタは作りおいてもくっつかないように、具材とあえる前にオリーブオイルをまぶします。**オイルは糖質量が上がりにくいので安心して使ってください。**

かんたん♪

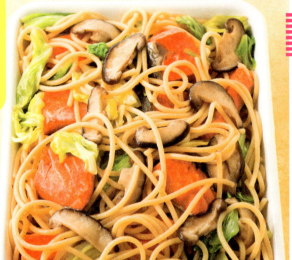

冷蔵 3日間　冷凍 2週間
糖質 **32.1g**　341kcal

■ キャベツは炒めすぎないように注意して。
甘塩鮭としいたけの和風パスタ

材料（4人分）
スパゲッティ … 160g
甘塩鮭 … 3切れ
しいたけ（石づきを除き、4等分に手で裂く）… 6個
キャベツ（ざく切り）… ¼個
オリーブオイル … 大さじ1

A｜バター … 10g
　｜しょうゆ … 大さじ1と½
　｜酒 … 大さじ1
　｜顆粒コンソメスープの素 … 小さじ1
塩、こしょう … 各適量

作り方
1. スパゲッティは袋の表示時間通りに塩ゆで（分量外）する。ざるにあげて水けをきり、オリーブオイルをまぶす。
2. 甘塩鮭は骨を除き、ひと口大に切る。フライパンにバターの半量を中火で熱し、鮭を焼き、いったん取り出す。
3. 1に残りのバターを足してキャベツ、しいたけを炒める。全体に油がまわったら、2を戻し入れてAを加えてざっと炒め合わせる。1を加えて塩、こしょうで味をととのえる。

冷凍にぴったり！

濃厚な味わいにうっとり！

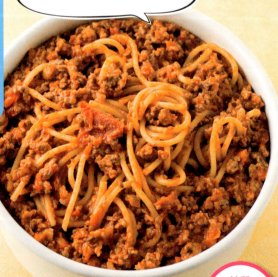

冷蔵 3日間　冷凍 2週間
糖質 **35.0g**　439kcal

■ きのこたっぷりでとってもジューシー！
きのこのミートソースパスタ

材料（4人分）
スパゲッティ … 160g
合いびき肉 … 250g
マッシュルーム（粗みじん切り）… 8個
エリンギ（粗みじん切り）… 2本
長ねぎ（粗みじん切り）… 1本
オリーブオイル … 大さじ1と½
トマト水煮缶（カットタイプ）… 1缶（400g）

A｜トマトケチャップ … 大さじ1と½
　｜しょうゆ … 小さじ2
　｜塩 … 小さじ¼
　｜こしょう … 少々
クリームチーズ（個包装タイプ）… 2個
粉チーズ … 大さじ2

作り方
1. フライパンにオリーブオイル大さじ½を熱し、長ねぎを炒める。透き通ってきたらきのこ類を加えて2分炒める。
2. ひき肉を加え、肉の色が変わったらトマト水煮缶を加えて煮立たせ、Aも加えて弱火でふたをして10分煮る。クリームチーズをちぎって加え、混ぜながら1～2分煮る。
3. スパゲッティは表示時間通りに塩ゆで（分量外）する。ざるにあげて水けをきり、残りのオリーブオイルをまぶす。2に加えて混ぜ、食べるときに粉チーズをかける。

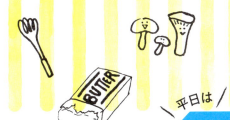

☑ 手早くやせるコツ！
ブロッコリーやきのこをたっぷり加えれば、パスタの量が少なくてもおなかいっぱいになります。**にんにくやオリーブオイル、明太子や生クリームを使えば、コクとパンチが出てとびきりのおいしさに。**

＼平日は／
帰ってから作る

ひと鍋パスタ

ブロッコリーは甘みがあって激うま。
ブロッコリーとベーコンのパスタ

材料（2人分）
スパゲッティ（細めタイプ）… 80g
ブロッコリー（小房に分ける）… 1株
厚切りベーコン（7mm角の棒状に切る）… 40g
オリーブオイル … 大さじ1と1/2　にんにく（薄切り）… 1/2 かけ
A｜水 … 1と1/2カップ　　塩、こしょう … 各適量
　｜塩 … 小さじ1/4　　　粉チーズ … 大さじ1

作り方
1. フライパンにオリーブオイル大さじ1/2、にんにくを弱めの中火で炒める。香りが出たらベーコンを加えて炒める。
2. Aを加え、煮立ったらスパゲッティを半分に折って加える。ブロッコリーをかぶせるようにのせ、ときどきかき混ぜながら弱めの中火でふたをして7分煮る。
3. 残りのオリーブオイル、塩、こしょうを加え、全体の水分をとばすようにして炒める。器に盛り、粉チーズをふる。

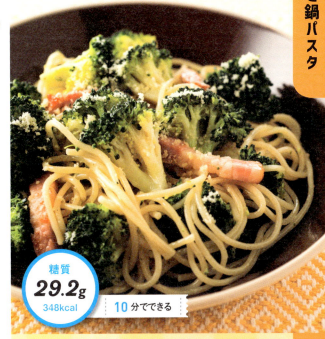

糖質 **29.2g** 348kcal　10分でできる

ひと鍋パスタ

えのきたけをスパゲッティに見立てて糖質オフ！
明太子クリームパスタ

材料（2人分）
スパゲッティ（細めタイプ）… 80g
えのきたけ（石づきを除いて半分に切る）… 大1パック
しめじ（石づきを除いて小房に分ける）… 1袋
A｜水 … 1と1/2カップ　　　B｜しょうゆ … 小さじ1
　｜顆粒昆布だしの素 … 小さじ1/2　｜塩、こしょう … 各適量
生クリーム … 1/2カップ
辛子明太子（薄皮から身をこそげ出す）　小ねぎ（小口切り）
　… 大1/2本（50g）　　　　… 各適量

作り方
1. フライパンにAを入れて中火にかけ、煮立ったらスパゲッティを半分に折って入れ、きのこ類を加える。弱めの中火でふたをして7分煮る。
2. 生クリーム、Bを加え、中火にして少しとろりとするまで煮て火を止める。明太子を加えて全体にからめて器に盛り、小ねぎを散らす。

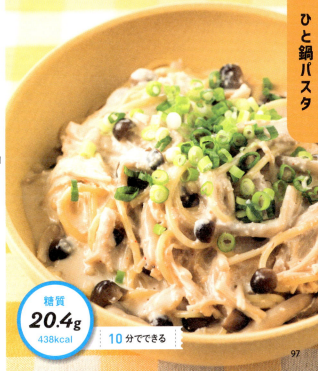

糖質 **20.4g** 438kcal　10分でできる

Column 03

忙しい朝でもこれならできる！
ゆる糖質オフのまんぷく弁当

▶▶ 焼き肉弁当

ガッツリ食べたい日は、ジューシーな焼き肉弁当で決まり！
ヘルシーな副菜やうまみたっぷりの炊き込みごはんとも相性抜群です。

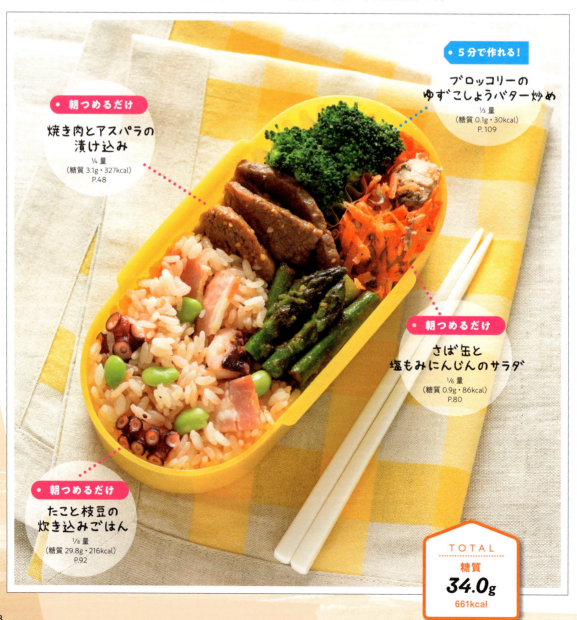

- 朝つめるだけ
  焼き肉とアスパラの漬け込み
  ¼量
  （糖質 3.1g・327kcal）
  P.48

- 5分で作れる！
  ブロッコリーの ゆずこしょうバター炒め
  ⅓量
  （糖質 0.1g・30kcal）
  P.109

- 朝つめるだけ
  さば缶と塩もみにんじんのサラダ
  ⅙量
  （糖質 0.9g・86kcal）
  P.80

- 朝つめるだけ
  たこと枝豆の炊き込みごはん
  ⅛量
  （糖質 29.8g・216kcal）
  P.92

TOTAL
糖質
34.0g
661kcal

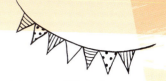

糖質オフダイエットで悩ましいのがランチタイム。本書にはお弁当向きのおかずもたくさん掲載しています。ここではごはんもパンもちゃんと食べられる、ゆる糖質オフのお弁当をご紹介。

作りおきおかずから2〜3品、スピードおかずから1品選ぶだけ！　満足感のあるお弁当が完成します。お弁当1つ分の糖質量が20〜40g台になるように設定しましょう。

▶▶ 鮭のバジルチーズフライ弁当

魚がメインのお弁当は卵や豆のおかずをプラスするともの足りなさなし！
ごはんはしらたき入りなので安心して食べられます。

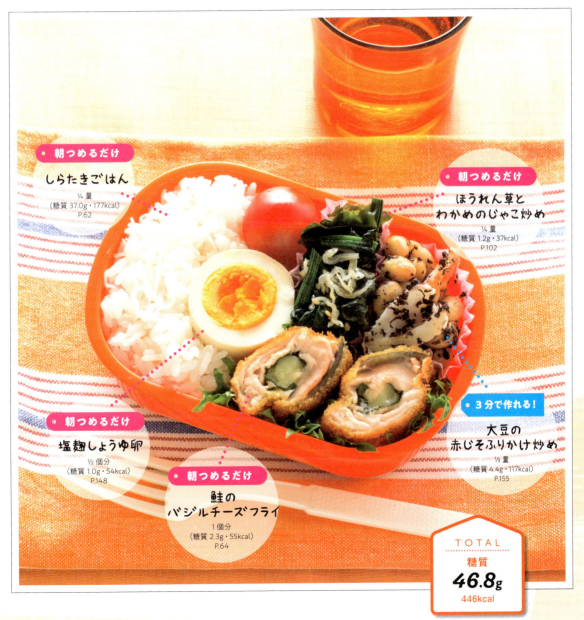

- 朝つめるだけ
  しらたきごはん
  ¼量
  （糖質 37.0g・177kcal）
  P.62

- 朝つめるだけ
  ほうれん草とわかめのじゃこ炒め
  ¼量
  （糖質 1.2g・37kcal）
  P.102

- 朝つめるだけ
  塩麹しょうゆ卵
  ½個分
  （糖質 1.0g・54kcal）
  P.148

- 朝つめるだけ
  鮭のバジルチーズフライ
  1個分
  （糖質 2.3g・55kcal）
  P.64

- 3分で作れる！
  大豆の赤じそふりかけ炒め
  ⅓量
  （糖質 4.4g・117kcal）
  P.155

TOTAL
糖質
46.8g
446kcal

information

低糖質パンを上手に活用！

イングリッシュマフィン、食パンなど各メーカーから低糖質のパンが発売されています。もちっとした食感で食べごたえもあります。これらも上手に取り入れてダイエットを成功させましょう。

▶▶ チキンナゲット弁当

揚げ物と魚のマリネに具だくさんスープを組み合わせたよくばり弁当！
低糖質のパンも食べられておなかも心も大満足です。

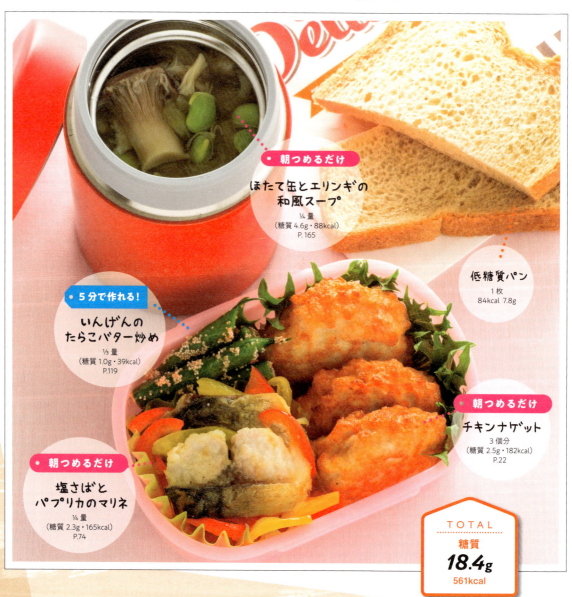

- 朝つめるだけ
  ほたて缶とエリンギの和風スープ
  ¼量
  （糖質 4.6g・88kcal）
  P.165

- 低糖質パン
  1枚
  84kcal 7.8g

- 5分で作れる！
  いんげんのたらこバター炒め
  ⅓量
  （糖質 1.0g・39kcal）
  P.119

- 朝つめるだけ
  チキンナゲット
  3個分
  （糖質 2.5g・182kcal）
  P.22

- 朝つめるだけ
  塩さばとパプリカのマリネ
  ¼量
  （糖質 2.3g・165kcal）
  P.74

TOTAL
糖質 **18.4g**
561kcal

PART.4

体の調子を整えてキレイになる！

野菜のおかず

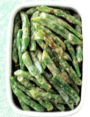

肉や魚のおかずとぜひいっしょに食べたいのが野菜。
ビタミン類や食物繊維が豊富で、とくに青菜、ブロッコリー、
きのこ類は低糖質なので積極的にとって。
作りおく場合や手早く作るためのコツも掲載しています。
野菜を余らせずに使ってダイエットを成功させましょう。

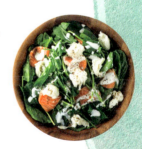

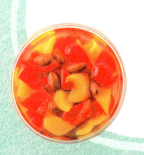

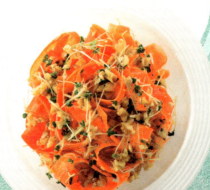

ほうれん草

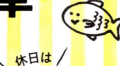

☑ **やせる作りおきのコツ！**
低糖質なほうれん草はさっと塩ゆでし、ほどよい歯ごたえを残すのが保存のコツ。油で炒めたりあえたりすれば、作りおいてもおいしさが長持ちします。

＼ 休日は ／

やせる作りおき

かんたん♪

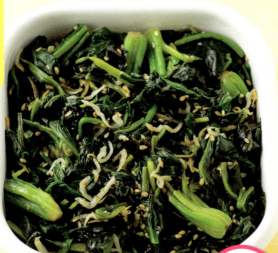

冷蔵 **4〜5**日 ／ 冷凍 **2**週間
糖質 **1.2g** / 37kcal

カルシウムもとれて栄養たっぷり。
ほうれん草とわかめのじゃこ炒め

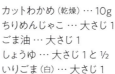

材料（4人分）
ほうれん草…2束（300g）
カットわかめ（乾燥）… 10g
ちりめんじゃこ… 大さじ1
ごま油… 大さじ1
しょうゆ… 大さじ1と½
いりごま（白）… 大さじ1

作り方
1. ほうれん草は茎、葉の順に1分ほど塩ゆで（分量外）し、冷水にさらして水けを絞り、4cm長さに切る。
2. わかめは水に5分つけてもどし、水けをきる。
3. フライパンにごま油を中火で熱し、ちりめんじゃこ、2を炒める。油がなじんだら1を加えてさっと炒め、しょうゆで調味し、ごまを加えて混ぜる。

サラダ＆マリネ

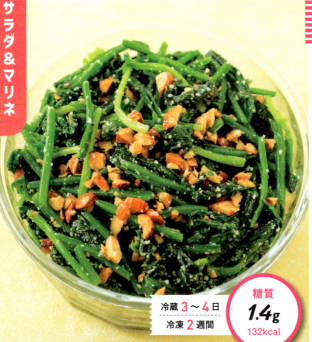

冷蔵 **3〜4**日 ／ 冷凍 **2**週間
糖質 **1.4g** / 132kcal

ナッツと粉チーズでいつものごまあえを洋風に！
ほうれん草のナッツあえサラダ

材料（4人分）
ほうれん草…2束（300g）
しょうゆ… 大さじ1
A｜アーモンド（無塩で素焼き・粗く刻む）… 30g
　｜オリーブオイル、粉チーズ… 各大さじ2
　｜塩… 少々
　｜粗びき黒こしょう… 適量

作り方
1. ほうれん草は茎、葉の順に1分ほど塩ゆで（分量外）し、冷水にさらして水けを絞る。しょうゆをまぶしてさらに水けを絞り、4cm長さに切る。
2. ボウルに1、Aを入れて混ぜ合わせる。

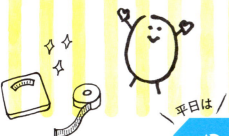

平日は 帰ってから作る

☑ **手早くやせるコツ！**
下ゆでする必要がないサラダほうれん草をお刺身と合わせれば、ボリュームたっぷりの満足サラダがさっと完成します。炒め物も面倒な下ゆでなし。レンジ加熱してから、さっと炒めればOK。

火を使わない！

ヨーグルトのドレッシングでさっぱりおいしく。
ほうれん草とサーモンのサラダ

材料（2人分）
サラダほうれん草 … 1束（150g）
サーモン（刺身用・そぎ切り）… 100g
モッツァレラチーズ（ひと口大に手でちぎる）… 1個
オリーブオイル … 小さじ2
A｜プレーンヨーグルト … 大さじ2
　｜マヨネーズ … 大さじ1
　｜酢 … 小さじ2
　｜にんにく（すりおろし）、塩 … 各少々

作り方
1. ほうれん草は水にさらしてパリッとさせ、水けをきってざく切りにする。サーモンにオリーブオイルをかけて軽くあえる。
2. Aは混ぜ合わせる。
3. 器に1とモッツァレラチーズを盛り合わせ、2をかける。お好みで粗びき黒こしょうをふる。

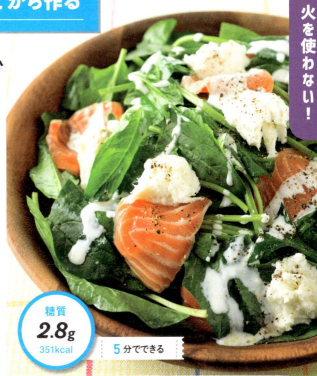

糖質 **2.8g** / 351kcal / 5分でできる

フライパン1つ

少量の寿司酢としょうゆでかんたん調味！
ほうれん草の寿司酢炒め

材料（2人分）
ほうれん草 … 1束（150g）
かに風味かまぼこ（粗くほぐす）… 3本
サラダ油 … 小さじ2
A｜寿司酢 … 小さじ1と½
　｜しょうゆ … 小さじ1
塩、こしょう … 各適量

作り方
1. ほうれん草はさっと水にくぐらせ、ラップで包んで電子レンジで1分30秒加熱する。すぐに流水にさらして水けを絞り、3〜4cm長さに切る。
2. フライパンにサラダ油を中火で熱し、1、かに風味かまぼこを炒める。油がなじんだら、Aを加えて手早く炒め合わせ、塩、こしょうで味をととのえる。

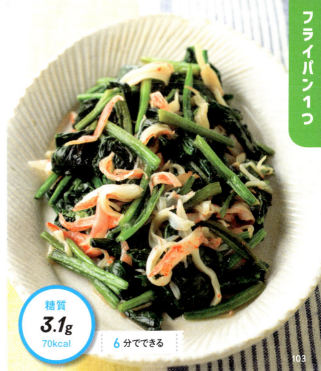

糖質 **3.1g** / 70kcal / 6分でできる

小松菜

かんたん♪

休日は

やせる作りおき

> ☑ **やせる作りおきのコツ！**
> ほうれん草と同様に低糖質の小松菜。**さっと塩ゆでしてからしょうゆ洗いをしておひたしやサラダに**。糖質量を上げずに味がワンランクアップします。

洋風だしでいつものおひたしをアレンジ。

小松菜のコンソメひたし

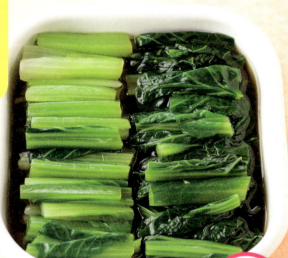

冷蔵 3～4日
冷凍 2週間

糖質 **1.3g**
27kcal

材料（4人分）

<u>小松菜 … 2束（400g）</u>
しょうゆ … 大さじ1
A ｜ 水 … 1カップ
　｜ 顆粒コンソメスープの素、しょうゆ … 各小さじ1
　｜ 塩、こしょう … 各適量
オリーブオイル … 小さじ1

作り方

1. 耐熱容器に A を入れ、ラップをかけずに電子レンジで2分加熱し、冷ます。
2. 小松菜は茎、葉の順に1分～1分30秒塩ゆで（分量外）し、冷水にさらして水けを絞る。しょうゆをまぶしてさらに水けを絞り、4cm長さに切る。
3. 1 に 2 を加えて浸し、オリーブオイルをたらして冷蔵庫で1時間以上冷やす。

サラダ&マリネ

たっぷり食べられるヘルシーなポテサラ風。

小松菜とおからのサラダ

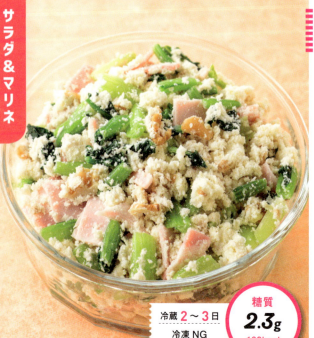

冷蔵 2～3日
冷凍 NG

糖質 **2.3g**
168kcal

材料（4人分）

<u>小松菜 … 1/2束（100g）</u>
生おから … 150g
ハム（1.5cm四方に切る）… 3枚
くるみ（無塩で素焼き・粗く刻む）… 20g
しょうゆ … 大さじ1/2
A ｜ マヨネーズ … 大さじ3
　｜ プレーンヨーグルト … 大さじ2
　｜ フレンチマスタード … 小さじ1/2
　｜ 塩、こしょう … 各適量

作り方

1. フライパンにおからを入れ、中火で4～5分から炒りして冷ます。
2. 小松菜は茎、葉の順に1分～1分30秒塩ゆで（分量外）し、冷水にさらして水けを絞る。しょうゆをまぶしてさらに水けを絞り、1.5cm長さに切る。
3. ボウルに 1 と A を入れてよく混ぜる。2、ハム、くるみを加えてあえ、塩、こしょうで味をととのえる。

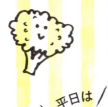

> ☑ **手早くやせるコツ！**
> シャキシャキの歯ごたえの小松菜。マヨあえはレンチンで下ゆでしてあえるだけ。クリーム煮は、フライパン1つで仕上げます。**調味料もマヨネーズ、生クリームで低糖質なのにコクのある味わいに。**

\平日は/
🔪 **帰ってから作る**

超スピード

■ 桜えびの食感と風味がアクセント！
小松菜のゆずこしょうマヨあえ

材料（2人分）
小松菜 … 1束（200g）
A ｜ マヨネーズ … 大さじ1と½
　｜ 桜えび（乾燥） … 大さじ1
　｜ ごま油 … 小さじ1
　｜ ゆずこしょう … 小さじ¼

作り方
1. 小松菜はさっと水にくぐらせ、ラップで包んで電子レンジで2分加熱する。すぐに流水にさらして水けを絞り、3～4cm長さに切る。
2. 混ぜ合わせたAで1をあえる。

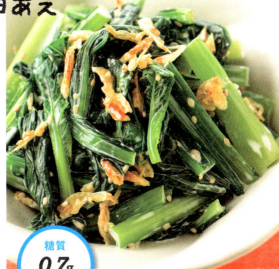

糖質 **0.7g** 102kcal　5分でできる

■ あさり缶は缶汁ごと使って味に深みをプラス。
小松菜とあさり缶のクリーム煮

腹もちよし！

材料（2人分）
小松菜 … 1束（200g）

あさり水煮缶 … 1缶（130g）
にんにく（みじん切り）… ½かけ
サラダ油 … 小さじ2
A ｜ 酒 … 大さじ1
　｜ 鶏ガラスープの素 … 小さじ½
　｜ 水 … ¼カップ
生クリーム … ¼カップ
水溶き片栗粉
｜ 片栗粉 … 小さじ1
｜ 水 … 大さじ1

作り方
1. 小松菜は3～4cm長さに切る。
2. フライパンにサラダ油を中火で熱し、にんにくを炒め、香りが出たら小松菜を茎、葉の順に炒める。
3. 油がなじんだら、あさり水煮缶を缶汁ごと加え、Aも加えて2分煮る。生クリームを加えて軽く煮立て、水溶き片栗粉でとろみをつける。

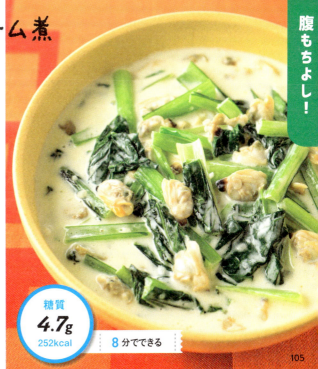

糖質 **4.7g** 252kcal　8分でできる

にんじん

休日は **やせる作りおき**

☑ **やせる作りおきのコツ！**
にんじんは**レンチンしてからナムルやサラダにすると特有の青臭さが減っておいしさがグンとアップ**。調味料は低糖質のごまやオイルを使って！

かんたん♪

あえ衣は青菜やもやしにも活用できます。
にんじんナムル

材料（4人分）

にんじん … 2本

A
- にんにく（すりおろし）… ½ かけ
- ごま油 … 大さじ1と½
- すりごま（白）… 大さじ1
- しょうゆ … 小さじ2
- 塩 … 小さじ ¼

作り方

1. にんじんはせん切りにする。
2. 耐熱容器に入れ、ふんわりとラップをかけて電子レンジで2分加熱し、そのまま冷ます。
3. 2の水けをきり、混ぜ合わせたAであえる。

冷蔵 3〜4日　冷凍 2週間
糖質 **3.7g**　75kcal

サラダ＆マリネ

お肌もツヤツヤ！

にんじんの水分はしっかり絞って。
にんじんのカッテージチーズサラダ

材料（4人分）

にんじん … 2本

- カッテージチーズ … 60g

A
- オリーブオイル … 大さじ2
- 白ワインビネガー（または酢）… 大さじ1
- スライスアーモンド（無塩）… 20g
- しょうゆ … 小さじ1
- 塩、こしょう … 各少々

作り方

1. にんじんはスライサーで細切りにする。耐熱容器に入れて塩小さじ¼（分量外）をふって混ぜ、1分加熱する。
2. 1の水けをよく絞って混ぜ合わせたAを加えてあえ、カッテージチーズも加えてあえる。

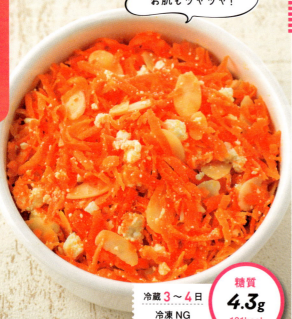

冷蔵 3〜4日　冷凍 NG
糖質 **4.3g**　121kcal

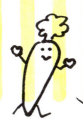

☑ **手早くやせるコツ！**
にんじんは**ピーラーを使って薄切りにしたら、あえるだけのサラダか、鮭缶と合わせてレンジあえに。** どちらもパパッと作れるうえ、栄養もバッチリ！　野菜おかずが足りないときにぜひどうぞ。

\平日は/
● 帰ってから作る

火を使わない！

低糖質のスプラウトで彩りよく。
ピーラーにんじんのナッツサラダ

材料（2人分）
にんじん…1本
くるみ（無塩で素焼き・粗く砕く）…30g
ブロッコリースプラウト（半分に切る）…1パック
A ｜ オリーブオイル…大さじ1と½
　 ｜ 酢…大さじ½
　 ｜ 塩、粗びき黒こしょう…適量

作り方
1. にんじんはピーラーでリボン状の薄切りにする。
2. ボウルにAを混ぜ合わせ、1、くるみ、ブロッコリースプラウトを加えてあえる。

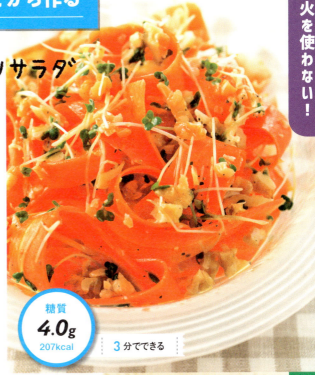

糖質 **4.0g** 207kcal　3分でできる

クセになるおいしさ。さば缶でもOK！
鮭缶のやみつきにんじん

腹もちよし！

材料（2人分）
にんじん…1本
鮭水煮缶…1缶（180g）
A ｜ ごま油、しょうゆ…各小さじ2
　 ｜ 鶏ガラスープの素…小さじ1

作り方
1. にんじんはピーラーで斜め薄切りにする。
2. 耐熱ボウルに1、缶汁を軽くきった鮭缶、Aを入れてざっと混ぜる。ふんわりとラップをかけて電子レンジで1分30秒加熱する。

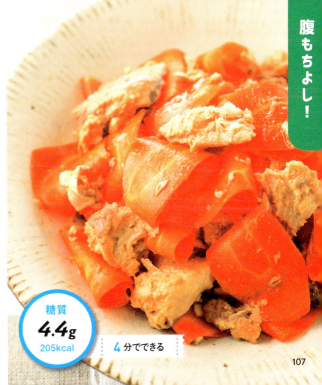

糖質 **4.4g** 205kcal　4分でできる

ブロッコリー

\休日は/

やせる作りおき

冷凍にぴったり！

☑ **やせる作りおきのコツ！**
野菜の中でも低糖質のブロッコリー。グラタンなら冷凍できて食べごたえも満点！ **マリネはさっと塩ゆでをして水けをよくきってからあえます。**

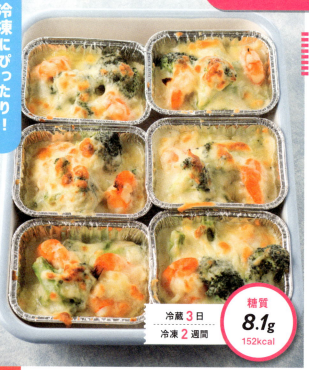

冷蔵 3 日 / 冷凍 2 週間
糖質 **8.1g**
152kcal

ホワイトソースは粉を少なめにして糖質を抑えます。
ブロッコリーとえびのグラタン

材料（6人分）
<u>ブロッコリー…1株</u>
むきえび…小12尾
玉ねぎ（薄切り）…½個
バター…30g
薄力粉…大さじ3
牛乳…2カップ
塩…小さじ½
こしょう…適量
ピザ用チーズ…60g

作り方
1. ブロッコリーは小さめの小房に分ける。えびは背わたを除いて塩水（分量外）で洗い、水けをふく。
2. フライパンにバターを中火で熱し、玉ねぎを炒め、透き通ってきたらえびを炒める。えびの色が変わったら、薄力粉を2〜3回に分けてふり入れ、粉っぽさがなくなるまで炒める。
3. 牛乳を少しずつ加えて混ぜ、とろみがついてきたら、塩、こしょうをふり、ブロッコリーを加えて弱火で2〜3分煮る。耐熱容器に等分に入れ、ピザ用チーズをのせ、オーブントースターで6〜7分焼く。

サラダ&マリネ

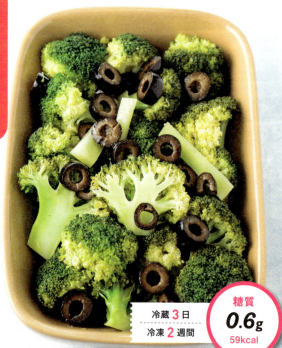

冷蔵 3 日 / 冷凍 2 週間
糖質 **0.6g**
59kcal

すぐできる！超低糖質のおしゃれなマリネ。
ブロッコリーのカレーマリネ

材料（4人分）
<u>ブロッコリー…1株</u>
オリーブ（種なし・輪切り）…1パック（25g）
A オリーブオイル…大さじ1と½
酢…大さじ1
カレー粉…小さじ⅓
塩…小さじ¼
砂糖…ふたつまみ
こしょう…適量

作り方
1. ブロッコリーは小房に分け、1分〜1分30秒塩ゆで（分量外）し、冷水にさっとさらして水けをよくきる。
2. ボウルに**A**を混ぜ合わせ、1、オリーブを加えてあえる。

PART.4 野菜のおかず

☑ **手早くやせるコツ！**

冷蔵庫にブロッコリーがストックしてあったら、**フライパンの蒸し焼きがおすすめ。まるごと栄養がとれてうまみを逃しません。**レンチンするときは低糖質なオイルとチーズと一緒に。おつまみにもぴったりです。

\ 平日は /
◦ 🔪 帰ってから作る

肉や魚料理のつけ合わせにもぴったり！
ブロッコリーのゆずこしょうバター炒め

超スピード

材料（2人分）
ブロッコリー … 1/2 株
水 … 大さじ3
塩 … ふたつまみ
バター … 10g
ゆずこしょう … 小さじ1/4

作り方
1. ブロッコリーは小さめの小房に分ける。
2. フライパンに1、水、塩を入れて中火にかけ、ふたをして2分蒸し焼きにする。
3. バター、ゆずこしょうを加え、1分ほどさっと炒める。

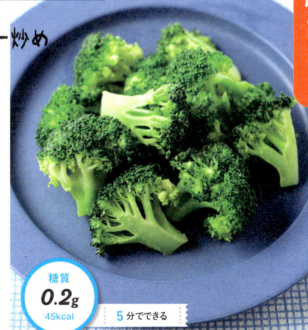

糖質 **0.2g** 45kcal　5分でできる

とろりとしたカマンベールチーズがマッチ！
ブロッコリーのチーズ蒸し

腹もちよし！

材料（2人分）
ブロッコリー … 1株
カマンベールチーズ
　（個包装タイプ・手でちぎる）… 2個
A｜オリーブオイル … 小さじ2
　｜酒 … 小さじ1
　｜みそ … 小さじ1/2
　｜塩 … 少々

作り方
1. ブロッコリーは小さめの小房に分け、耐熱容器に入れる。混ぜ合わせたAを加えてあえ、ふんわりとラップをかけて電子レンジで2分30秒加熱する。
2. ざっと混ぜてカマンベールチーズをのせ、同様に1分加熱する。
3. 器に盛り、お好みで粗びき黒こしょうをふる。

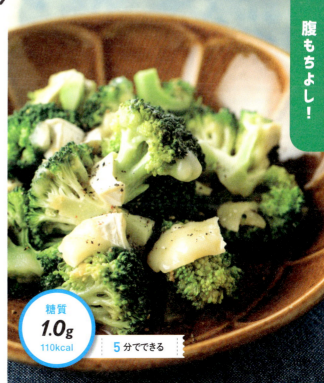

糖質 **1.0g** 110kcal　5分でできる

ピーマン・パプリカ

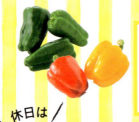

\休日は/
🍲 やせる作りおき

☑ **やせる作りおきのコツ!**
ピーマンの種やわたにはカリウムが豊富に含まれます。まるごと煮て作りおきおかずに。パプリカは糖質がやや高めなので、ピクルス液の甘みは控えめに。

かんたん♪

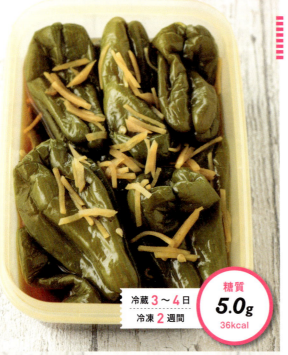

冷蔵 3〜4日
冷凍 2週間
糖質 **5.0g**
36kcal

鍋に入れてコトコト煮るだけ！
丸ごとピーマンのしょうが煮

材料（4人分）
ピーマン…12個
しょうが（せん切り）…1かけ
A ┃ だし汁…1と½カップ
　┃ しょうゆ…大さじ1
　┃ みりん…小さじ2

作り方
1. ピーマンはフォークで穴をあける。
2. 鍋にAを合わせ、1、しょうがを入れて中火にかける。煮立ったら弱火にして落としぶたをし、さらにふたをしてときどき上下を返しながら8〜10分煮る。

サラダ&マリネ

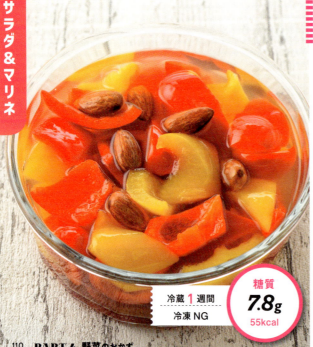

冷蔵 1週間
冷凍 NG
糖質 **7.8g**
55kcal
1回分

少量ずつナッツと一緒に食べるのがポイント。
パプリカのピクルスマリネ

材料（8回分）
パプリカ（赤）…2個
パプリカ（黄）…1個
アーモンド（無塩で素焼き）…20g
酢…¾カップ
白ワイン…大さじ4
A ┃ 水…¾カップ
　┃ はちみつ…大さじ2
　┃ 塩…小さじ½

作り方
1. パプリカは乱切りにし、アーモンドとともに保存容器に入れる。
2. 鍋に酢、白ワインを入れて中火にかけ、2分煮る。Aを加えて煮立ったら火を止め、熱いうちに1に注ぐ。

PART.4 野菜のおかず

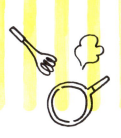
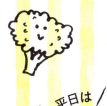

> ☑ **手早くやせるコツ！**
> 無限ピーマンはさば缶をプラスしてレンチンすればあっという間にできちゃいます。たらマヨあえは**ピーマンも厚揚げも手でちぎりましょう。ラクチンなうえ、味がよくからんでおいしさが倍増します。**

\平日は/
🌙 帰ってから作る

さば缶の無限ピーマン
ツナ缶でも鮭缶でも作れます。

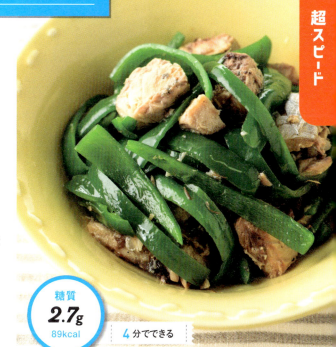

超スピード

材料（2人分）
ピーマン…4個
さば水煮缶…1缶（190g）
A｜ごま油…小さじ2
　｜しょうゆ…小さじ1
　｜鶏ガラスープの素…小さじ½

作り方
1. ピーマンは細切りにする。さば缶は缶汁をきる。
2. 耐熱容器に1を入れ、Aを加えてふんわりとラップをかけ、電子レンジで1分30秒加熱し、よく混ぜる。

糖質 **2.7g** / 89kcal / 4分でできる

ピーマンと厚揚げのたらマヨあえ
マヨネーズもたらこも低糖質だから安心。

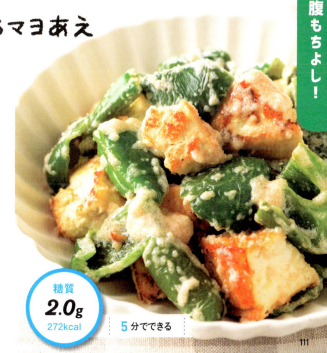

腹もちよし！

材料（2人分）
ピーマン…3個
厚揚げ（手でひと口大にちぎる）…小1枚（200g）
サラダ油…小さじ2
A｜甘塩たらこ…（薄皮からこそぎ出す）…½本
　｜マヨネーズ…大さじ1と½

作り方
1. ピーマンは手でひと口大にちぎる。
2. フライパンにサラダ油を中火で熱し、1を炒める。全体に油がなじんだら、厚揚げを加えて2分炒めて火を止める。混ぜ合わせたAであえる。

糖質 **2.0g** / 272kcal / 5分でできる

チンゲン菜

> ✓ **やせる作りおきのコツ！**
> チンゲン菜を**炒める場合は、茎、葉の順で火を通し、サラダにする場合はしょうゆ洗いをしてごま油でコーティングする**とおいしさが長持ちします。

\休日は/
🍱 やせる作りおき

かんたん♪

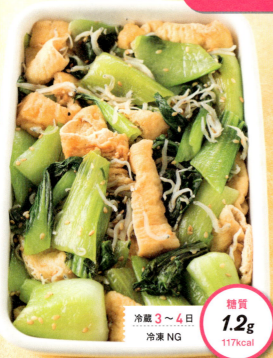

冷蔵 3〜4日
冷凍 NG
糖質 **1.2g**
117kcal

低糖質の油揚げと炒めてボリュームアップ。
チンゲン菜と油揚げの炒め煮

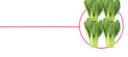

材料（4人分）
チンゲン菜 … 4 株
油揚げ（2cm幅に切る）… 2 枚
ちりめんじゃこ … 大さじ 4
サラダ油 … 小さじ 2
A ┃ 酒 … 大さじ 1
  ┃ 顆粒和風だしの素、しょうゆ … 各小さじ 1
  ┃ 塩、こしょう … 各適量
いりごま（白）… 大さじ 1

作り方
1 チンゲン菜はざく切りにする。
2 フライパンにサラダ油を中火で熱し、チンゲン菜の茎、油揚げ、葉の順に炒める。
3 全体に油がなじんだら、ちりめんじゃこを加えて1〜2分炒め合わせる。Aを加えて1〜2分煮て、ごまを加えてさっと混ぜる。

サラダ&マリネ

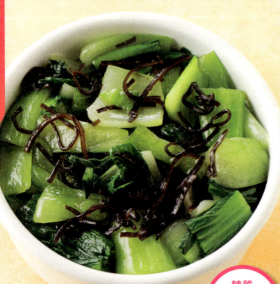

冷蔵 3〜4日
冷凍 NG
糖質 **2.0g**
56kcal

塩昆布のうまみがおいしい！
チンゲン菜の塩昆布サラダ

材料（4人分）
チンゲン菜 … 4 株
しょうゆ … 大さじ 1
A ┃ 塩昆布 … 15g
  ┃ ごま油 … 大さじ 1と½
  ┃ こしょう … 適量

作り方
1 チンゲン菜は熱湯で1〜2分塩ゆで（分量外）し、冷水にとって水けを絞る。しょうゆをまぶしてさらに水けを絞り、根元を切り落として葉はざく切り、茎は縦半分に切ってから3等分に切る。
2 1にAを加えてあえる。

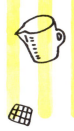
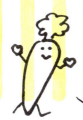

> ☑ **手早くやせるコツ！**
> 低糖質で火の通り早いチンゲン菜。**わざわざお湯を沸かさなくてもレンジでゆでればサラダ**に変身！ フライパンの場合は**蒸し焼きにしてステーキ風**に。細かく切る必要がないので、ラクチン。

\平日は/
● 🕐 帰ってから作る

火を使わない！

■ 卵マヨネーズがチンゲン菜に合います。
チンゲン菜のゆで卵サラダ

材料（2人分）
チンゲン菜 … 2株
ゆで卵 … 2個
A ┃ マヨネーズ … 大さじ1
  ┃ マスタード … 小さじ1
  ┃ 塩、こしょう … 各適量

作り方
1 耐熱容器にさっと水にくぐらせたチンゲン菜を入れ、ふんわりとラップをかけて電子レンジで2分30秒加熱する。冷水にとり、水けを絞って3cm長さに切る。
2 ボウルにゆで卵を割って入れ、フォークで粗くつぶす。Aを加えてよく混ぜ、1を加えてあえる。

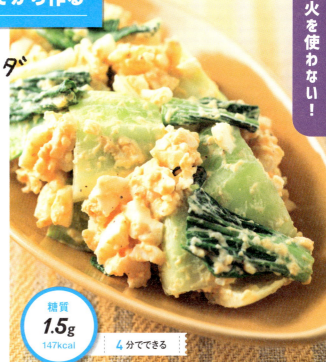

糖質 **1.5g** 147kcal　4分でできる

■ コクのあるナッツソースをたっぷりかけて。
チンゲン菜のソテーナッツソースがけ

材料（2人分）
チンゲン菜 … 2株
サラダ油 … 小さじ2
塩、こしょう … 各適量
酒 … 大さじ1
A ┃ くるみ（無塩で素焼き・粗く刻む）… 20g
  ┃ オリーブオイル … 大さじ1
  ┃ しょうゆ … 小さじ2
  ┃ 酢 … 小さじ1
  ┃ 砂糖 … ふたつまみ

作り方
1 チンゲン菜は縦半分に切る。
2 フライパンにサラダ油を中火で熱し、1の切り口を下にして入れる。塩、こしょう、酒をふり、弱めの中火でふたをして2〜3分蒸し焼きにする。裏返して同様に1分焼いて器に盛る。
3 2のフライパンにAを入れて温め、チンゲン菜にかける。

腹もちよし！

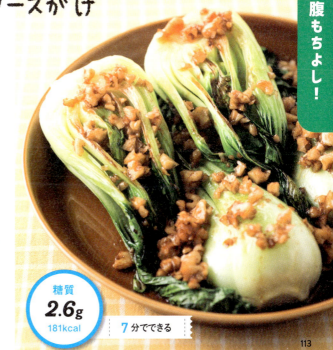

糖質 **2.6g** 181kcal　7分でできる

ミニトマト・トマト

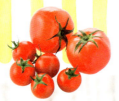

\ 休日は /

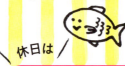

✓ やせる作りおきのコツ！
ミニトマトはだし汁に漬ければ、冷やしおでんのようにさっぱり食べられます。マリネのときは**日持ちよくするために水けをしっかりふきましょう。**

やせる作りおき

かんたん♪

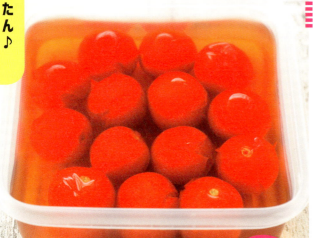

冷蔵 3〜4日
冷凍 NG
糖質 **1.5g**
8kcal

面倒な湯むきしなくてもOK！
ミニトマトのだし漬け

材料（6人分）
ミニトマト … 12〜14個
A｜ だし汁 … 1と½カップ
　｜ しょうゆ … 小さじ2
　｜ 塩 … 小さじ¼

作り方
1. ミニトマトは楊枝で数カ所穴をあけ、保存容器に入れる。
2. 鍋に A を煮立てて火を止める。粗熱がとれたら、1 に注ぎ、3時間以上なじませる。

サラダ&マリネ

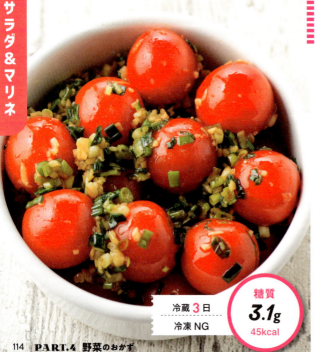

冷蔵 3日
冷凍 NG
糖質 **3.1g**
45kcal

ミニトマトの甘みが香味野菜によく合います。
ミニトマトのしょうがマリネ

材料（4人分）
ミニトマト … 16個
しょうが（みじん切り）… 2かけ
小ねぎ（小口切り）… 4本
A｜ しょうゆ、オリーブオイル … 各大さじ1
　｜ 塩、こしょう … 各適量

作り方
1. ボウルに A を合わせ、ミニトマト、しょうが、小ねぎを加えてあえる。

☑ **手早くやせるコツ！**
トマトを**生でいただくならも、豆腐といっしょにカプレーゼ風**に。フライパンの場合は**大きめに切ってうまみの強いアンチョビと炒めます**。どちらもオイルやバターを使うのでコクうまです。

\平日は/
● 帰ってから作る

トマトと豆腐のカプレーゼ風
ワインのおつまみにもなります。

超スピード

材料（2人分）
トマト…1個
絹ごし豆腐…½丁（150g）
青じそ（手でちぎる）…4枚
塩、粗びき黒こしょう…各適量
A｜オリーブオイル…大さじ2
　｜しょうゆ…大さじ1
　｜レモン汁…小さじ2

作り方
1. トマトは8mm厚さの輪切りにしてから半分に切る。
2. 豆腐は水けをきって薄切りにする。
3. 器に1、2の順に重ね、塩、粗びき黒こしょうをふる。混ぜ合わせたAをかけ、青じそをのせる。

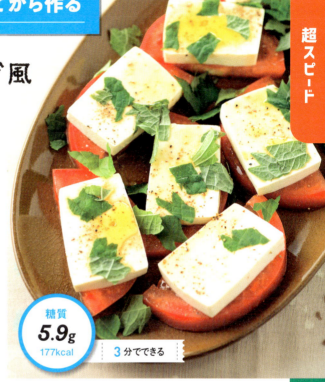

糖質 **5.9g** 177kcal　3分でできる

トマトのアンチョビ炒め
トマトはさっと炒めるのがポイント。

腹もちよし！

材料（2人分）
トマト…2個
エリンギ（縦に6～8等分に切る）…1本
バター…10g
アンチョビ（粗く刻む）…2枚
塩、こしょう…各少々

作り方
1. トマトは6等分に切る。
2. フライパンにバター、アンチョビを中火で熱し、香りが出たらエリンギを炒める。
3. バターがなじんだら1を加え、塩、こしょうをふって火を強めて1分ほど炒める。お好みでドライパセリをふる。

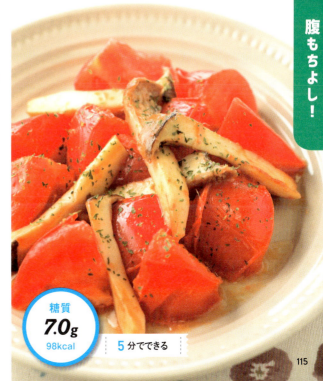

糖質 **7.0g** 98kcal　5分でできる

アスパラガス

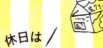

\休日は/

🍱 **やせる作りおき**

✓ **やせる作りおきのコツ！**
時間がたってもうまみが残るように、アスパラガスはかために塩ゆでするのがポイント。ごまやオイルでコーティングすればおいしさも増します。

かんたん♪

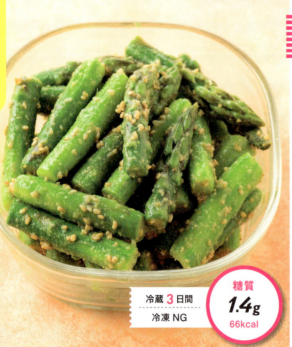

冷蔵 **3** 日間
冷凍 NG

糖質 **1.4g**
66kcal

すりごまをたっぷり使って！
アスパラの塩ナムル

材料（4人分）
<u>アスパラガス…2束（10～12本）</u>
A ┃ にんにく（すりおろし）…½かけ
  ┃ すりごま（白）…大さじ2
  ┃ ごま油…大さじ1
  ┃ 塩…小さじ¼

×2

作り方

1. アスパラガスは根元を切り落とし、皮のかたい部分をピーラーでむき、3～4等分の長さに切る。
2. **1** を熱湯で1分ほど塩ゆで（分量外）し、冷水にさっとさらして水けをよくふく。
3. 混ぜ合わせた **A** で **2** をあえる。

サラダ&マリネ

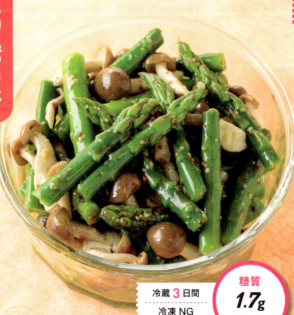

冷蔵 **3** 日間
冷凍 NG

糖質 **1.7g**
59kcal

時間をおくと味がなじんでおいしくなります。
アスパラとしめじのマリネ

材料（4人分）
<u>アスパラガス…2束（10～12本）</u>
しめじ（石づきを除いてほぐす）…1袋
A ┃ オリーブオイル…大さじ2と½
  ┃ 粒マスタード…小さじ2
  ┃ 酢…大さじ½
  ┃ 塩…小さじ¼
  ┃ はちみつ、こしょう…各少々

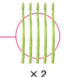
×2

作り方

1. アスパラガスは根元を切り落とし、皮のかたい部分をピーラーでむき、3～4等分の長さに切る。
2. 熱湯でしめじを1分塩ゆで（分量外）し、ざるにあげて水けをきる。同じ湯で **1** も1分ゆで、冷水にさっとさらして水けをよくふく。
3. ボウルに **A** を混ぜ合わせ、**2** を加えてなじませる。冷蔵庫で1時間以上おく。

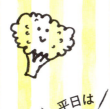

> ☑ **手早くやせるコツ！**
> アスパラガスは斜めひと口大か縦半分に切ると火が早く通ります。レンチンなら**バターと青のり粉**で味つけ。フライパンなら**半熟卵**でボリュームを出して。どちらも低糖質だから安心！

平日は 帰ってから作る

シャキシャキした歯ごたえがgood！
アスパラのレンチンのりあえ

材料（2人分）

アスパラガス … 1束（5〜6本）

水、塩 … 各少々

A ┃ 青のり粉、しょうゆ … 各小さじ1
　 ┃ バター … 10g
　 ┃ こしょう … 少々

作り方

1. アスパラガスは根元を切り落とし、皮のかたい部分をピーラーでむき、斜めひと口大に切る。
2. 耐熱容器に1を入れて水、塩をふり、ふんわりとラップをかけて電子レンジで1分30秒加熱する。
3. 2にAを加えてあえる。

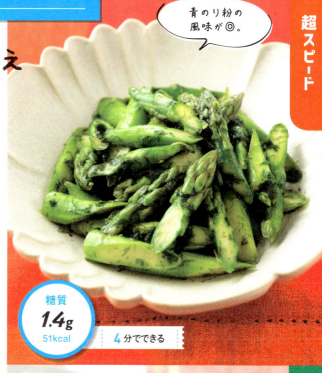

青のり粉の風味が◎。

超スピード

糖質 **1.4g** 51kcal

4分でできる

濃厚な卵ソースをからめて食べて。
アスパラのカルボナーラ風

材料（2人分）

アスパラガス … 1束（5〜6本）

スライスベーコン（1cm幅に切る）… 2枚
バター … 10g
酒 … 大さじ2

A ┃ 卵 … 1個
　 ┃ 粉チーズ、牛乳 … 各大さじ1
　 ┃ こしょう … 適量

作り方

1. アスパラガスは根元を切り落とし、皮のかたい部分をピーラーでむき、縦半分に切る。
2. フライパンにバターを中火で熱し、1を1分ほど焼く。バターがなじんだら、酒をふってふたをして1分蒸し焼きにし、器に盛る。
3. 2のフライパンにベーコンを入れて1分ほど炒める。混ぜ合わせたAを加え、半熟状になったら火を止め、2にのせる。

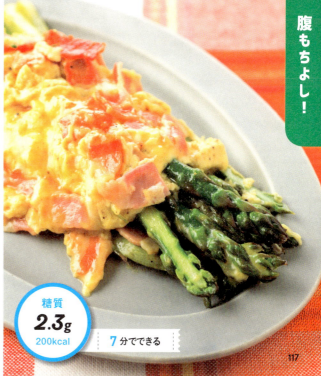

腹もちよし！

糖質 **2.3g** 200kcal

7分でできる

さやいんげん・スナップエンドウ

休日は

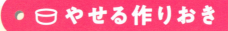

> ✓ **やせる作りおきのコツ！**
> ゆでる時間を守るのが大事。スナップえんどうは1分30秒、さやいんげんは太さによって2分30秒〜3分塩ゆでして。絶妙な歯ごたえが続きます。

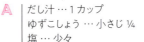
やせる作りおき

かんたん♪

少量のゆずこしょうをきかせると上品な味わいに。
スナップエンドウのおひたし

材料（4人分）
スナップエンドウ…20さや

A ┃ だし汁…1カップ
　 ┃ ゆずこしょう…小さじ¼
　 ┃ 塩…少々

作り方

1. スナップエンドウはへたと筋を除き、熱湯で1分30秒塩ゆで（分量外）し、ざるにあげる。冷水にさっとさらして水けをきる。
2. 冷たいAに1を入れ、半日以上おく。

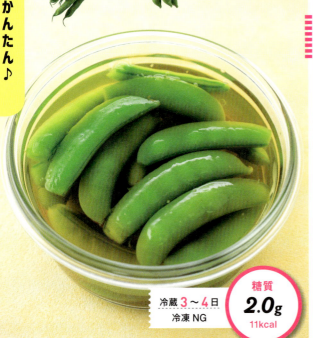

冷蔵 3〜4日 / 冷凍 NG
糖質 **2.0g** 11kcal

サラダ&マリネ

まろやかな酸味がクセになります。
いんげんの梅マヨサラダ

材料（4人分）
さやいんげん…18〜20本

A ┃ 梅干し（種を除いて包丁でたたく）…1個
　 ┃ マヨネーズ…大さじ1と½
　 ┃ オリーブオイル…小さじ2

作り方

1. さやいんげんは熱湯で2分30秒〜3分塩ゆで（分量外）し、ざるにあげる。冷水にさっとさらして水けをきり、3〜4等分に切る。
2. 混ぜ合わせたAで1をあえる。

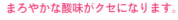
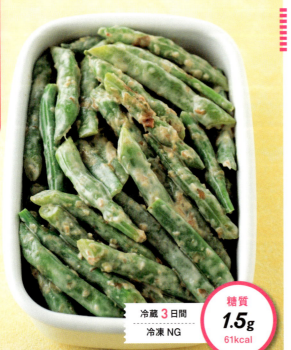

冷蔵 3日間 / 冷凍 NG
糖質 **1.5g** 61kcal

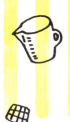
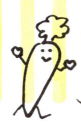

> ☑ **手早くやせるコツ！**
> 「下ゆでが面倒だからと」あきらめていませんか？ さやいんげんもスナップえんどうも下ゆでなしでOK！ **フライパンで蒸し焼きにすれば、ふっくらと火が通り、うまみも逃しません。**

\平日は/
🍳 帰ってから作る

超スピード

プチプチのたらこがおいしい！
いんげんのたらこバター炒め

材料（2人分）

さやいんげん … 8～10本

- A | 甘塩たらこ（薄皮から身をこそげ出す）
    | … ½本（30g）
    | 酒 … 大さじ ½
- バター … 10g

作り方

1. さやいんげんは3等分に切る。
2. フライパンにバターを中火で熱し、1を1分炒める。バターがなじんだら、水大さじ1（分量外）を加え、ふたをして2～3分蒸し焼きにする。
3. 混ぜ合わせたAを加え、ざっと混ぜる。

糖質 1.5g 59kcal　**6分でできる**

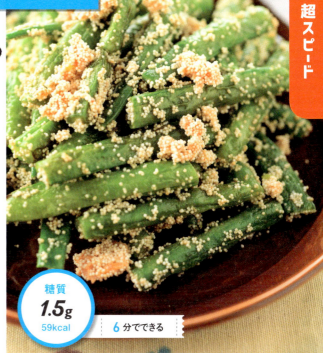

腹もちよし！

ふわふわの卵と相性バツグン！
スナップエンドウの卵炒め

「見た目も楽しい晩ごはん！」

材料（2人分）

スナップエンドウ … 10さや

- A | 卵 … 2個
    | 塩、こしょう
    | … 各適量
- サラダ油 … 大さじ1と½
- B | 酒 … 大さじ1
    | オイスターソース … 小さじ1
    | しょうゆ、塩、こしょう … 適量

作り方

1. スナップエンドウはへたと筋を除き、半分に割る。Aは溶きほぐす。
2. フライパンにサラダ油大さじ1を中火で熱し、卵液を流し入れてスクランブルエッグ状に仕上げ、いったん取り出す。
3. 2のフライパンに残りのサラダ油を中火で熱し、スナップエンドウを炒める。油がなじんだら水大さじ1（分量外）加え、ふたをして2～3分蒸し焼きにする。Bで調味し、2を戻し入れてざっと混ぜる。

糖質 3.1g 195kcal　**7分でできる**

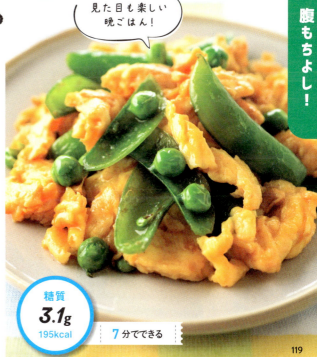

なす

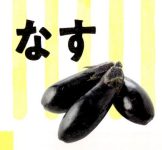

☑ **やせる作りおきのコツ！**
なすは南蛮漬けやマリネにすると、時間がたつほど味がなじんでグッとおいしくなります。低糖質の油とも相性がよいので、良質なオイルを使って。

\休日は/
🍱 **やせる作りおき**

かんたん♪

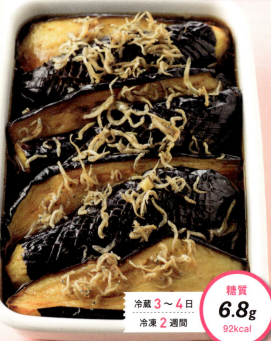

冷蔵 3〜4日
冷凍 2週間
糖質 **6.8g**
92kcal

甘さ控えめにしてじゃこのうまみをプラス。
なすとじゃこの南蛮漬け

材料（6人分）
なす … 6本
ちりめんじゃこ … 大さじ3
A
　だし汁 … 2カップ
　しょうゆ … 大さじ4
　酢 … 大さじ3
　みりん … 大さじ2
揚げ油 … 適量

作り方
1. 鍋にAを合わせて火にかけ、ひと煮立ちさせて火を止める。
2. 耐熱容器にちりめんじゃこを入れ、ラップをかけずに1分加熱し、1に加える。
3. なすは縦半分に切り、格子状に細かく切り込みを入れる。170℃の揚げ油で3〜4分揚げ、油をよくきり、2に加えて1時間以上おく。

サラダ＆マリネ

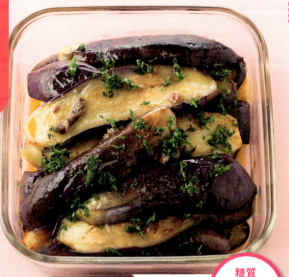

冷蔵 3〜4日
冷凍 2週間
糖質 **2.6g**
106kcal

アンチョビを加えてイタリアン風に。
なすのアンチョビマリネ

材料（6人分）
なす … 6本
A
　アンチョビ（包丁で粗くたたく）… 3枚
　にんにく（すりおろし）… ½かけ
　オリーブオイル … 大さじ2
　酢 … 大さじ1
　塩 … 小さじ¼　こしょう … 適量
オリーブオイル … 大さじ2

作り方
1. なすは縦半分に切る。塩小さじ½（分量外）をまぶして10分おき、水けをふく。
2. Aは混ぜ合わせておく。
3. フライパンにオリーブオイルの半量を中火で熱し、1の半量を焼く。油がなじんだら水大さじ1（分量外）をふり、上下を返しながらふたをして2〜3分焼く。残りも同様に焼き、熱いうちに2に加えてなじませ、お好みでパセリのみじん切りをちらす。

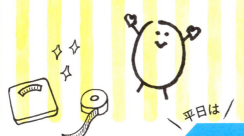

☑ 手早くやせるコツ！
蒸しなすはグリルを使わないといけないと思っていませんか？ **実は水を含ませてレンチンすればふっくらジューシーに！** フライパン調理も水をふって炒めると、彩りよくやわらかく仕上がります。

\平日は/
🌙 帰ってから作る

みずみずしいなすを思う存分味わって。
蒸しなすのしょうがオイルがけ

火を使わない！

レンチンでラクラク！

材料（2人分）
なす … 2本

A
- しょうが（すりおろし）… 1かけ
- しょうゆ … 大さじ2
- オリーブオイル … 大さじ1

作り方

1. なすはピーラーで皮をむき、水にとって水分を含ませる。手で水けをギュッと絞って1本ずつラップで包む。電子レンジで2分30秒加熱してそのまま粗熱をとる。

2. 1を食べやすい大きさに切って器に盛り、混ぜ合わせたAをまわしかける。

糖質 **4.7g** 90kcal　7分でできる

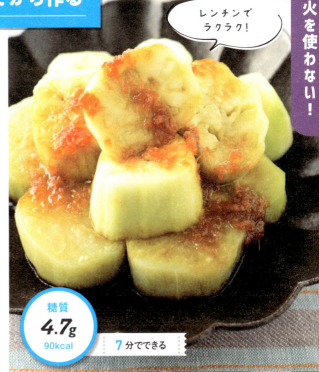

人気のカレーマヨ味でさくっと味つけ！
なすとひき肉のカレーマヨ炒め

腹もちよし！

材料（2人分）
なす … 2本
- 合いびき肉 … 120g
- サラダ油 … 大さじ1

A
- マヨネーズ … 大さじ1
- 牛乳 … 大さじ½
- カレー粉 … 小さじ1
- 塩、こしょう … 各適量

作り方

1. なすは半分に切ってから縦4等分に切り、水に2分さらして水けをふく。

2. フライパンにサラダ油大さじ½を中火で熱し、ひき肉を2～3分炒め、いったん取り出す。

3. 2のフライパンに残りのサラダ油を熱し、1、水大さじ1（分量外）を加えて3～4分炒める。2を戻し入れ、混ぜ合わせたAを加え、炒め合わせる。

糖質 **3.4g** 280kcal　10分でできる

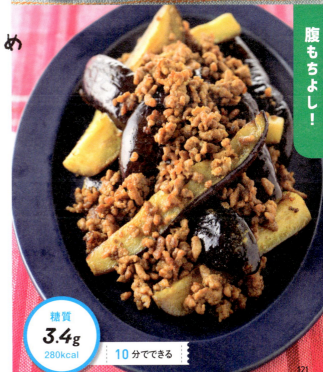

ズッキーニ

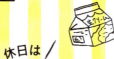

> **やせる作りおきのコツ！**
> ズッキーニは超低糖質なうえ、食べごたえもあるのでぜひおすすめしたい野菜。**作りおくときは、塩をふってアクを取り除いてから使うのがポイントです。**

\休日は/

🍱 やせる作りおき

かんたん♪

味つけの主役はポン酢しょうゆだけ！
ズッキーニのポン酢ひたし

材料（4人分）

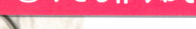

ズッキーニ … 2本

A ┃ ポン酢しょうゆ、水 … 各¼カップ
　┃ 塩、こしょう … 各適量

作り方

1. ズッキーニは3〜4cm長さに切り、縦4等分に切る。
2. 耐熱容器に**1**を入れ、塩小さじ¼、水大さじ1（分量外）をふり、ふんわりとラップをかけて電子レンジで3分加熱する。
3. **2**の水けをよくきり、混ぜ合わせた**A**に加えてなじませる。

冷蔵 3〜4日　冷凍 NG　**糖質 2.1g** 18kcal

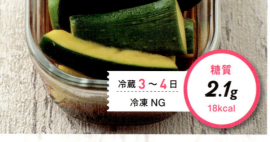

サラダ&マリネ

ズッキーニは焼いてほっくりとした食感に。
ズッキーニとベーコンのマリネ

材料（4人分）

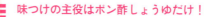

ズッキーニ … 3本
スライスベーコン（5mm幅に切る） … 1枚
オリーブオイル … 大さじ½

A ┃ にんにく（みじん切り） … 1かけ
　┃ オリーブオイル … 大さじ2
　┃ 酢 … 大さじ1
　┃ 塩、こしょう … 各適量

作り方

1. ズッキーニは1cm厚さの輪切りにし、塩小さじ½（分量外）をふって10分おき、水けをおさえる。
2. フライパンでオリーブオイルを中火で熱し、**1**を2〜3分焼き色がつくまで焼く。混ぜ合わせた**A**に加えてなじませる。
3. ベーコンはペーパータオルにはさみ、耐熱容器にのせ、電子レンジで1分加熱して**2**に加えてあえる。

冷蔵 3〜4日　冷凍 NG　**糖質 2.6g** 111kcal

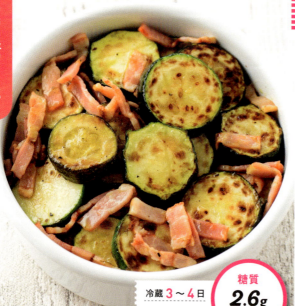

PART.4 野菜のおかず

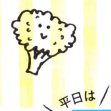

> ☑ **手早くやせるコツ！**
> 生でも食べられるのがズッキーニのいいところ。**塩もみしてくったりとした食感はやみつきです。**ピザの生地に見立ててズッキーニを使うのもおすすめ。糖質は少ないのにおなかを満たしてくれます。

\平日は/
帰ってから作る

超スピード

ナムルのレパートリーにぜひ加えてみて。
ズッキーニのナムル

材料（2人分）
ズッキーニ … 1本
A｜ にんにく（すりおろし）… ½ かけ
　｜ ごま油、いりごま（白）… 各大さじ1
　｜ しょうゆ … 小さじ1

作り方
1. ズッキーニはピーラーで太めのリボン状に薄切りにし、塩小さじ¼（分量外）をふって4分おき、水けを絞る。
2. 混ぜ合わせたAで1をあえる。

糖質 **2.4g** 100kcal　5分でできる

腹もちよし！

ベーコンやハムをのせてもおいしい！
ズッキーニのピザ風

たっぷり食べてもOK！

材料（2人分）
ズッキーニ … 1本
しらす … 大さじ2
ピザ用チーズ … 40g
長ねぎ（せん切り）… 5cm分
マヨネーズ … 大さじ1

作り方
1. ズッキーニは8mm厚さの輪切りにし、耐熱のトレーなどにアルミホイル敷いて並べる。
2. 1にスプーンでマヨネーズをぬり、しらす、ピザ用チーズ、ねぎをちらす。オーブントースターで7～8分、チーズが溶けて焼き色がつくまで焼く。

糖質 **2.2g** 132kcal　10分でできる

きゅうり

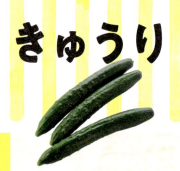

> **✓ やせる作りおきのコツ！**
> きゅうりは**水分が多いので塩でもんで水けを絞ってから使って**。食欲をそそるキムチやうまみのある顆粒だしで漬けると味もワンランクアップします。

\ 休日は /

やせる作りおき

かんたん♪

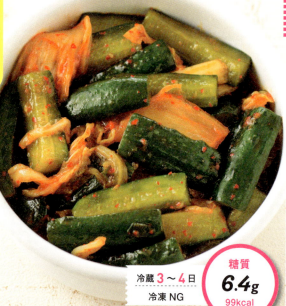

おなじみの材料でオイキムチ風に！
きゅうりのキムチ漬け

材料（4人分）

きゅうり…3本

A ｜ 白菜キムチ（食べやすい大きさに切る）…150g
　｜ ごま油、焼き肉のたれ…各大さじ2
　｜ しょうゆ…小さじ2

作り方

1 きゅうりは4cm長さの棒状に切る。袋に入れて塩小さじ½（分量外）をまぶし、袋の上から軽くもんで10分おく。

2 1の水けをよく絞り、Aを加えてもみ混ぜ、冷蔵庫でひと晩おく。

冷蔵 3～4日　冷凍 NG　糖質 **6.4g** （99kcal）

サラダ&マリネ

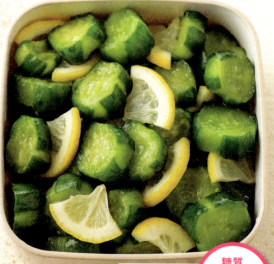

レモンのさわやかな風味でさっぱり！
きゅうりのレモンマリネ

材料（4人分）

きゅうり…3本
レモン（よく洗って皮ごといちょう切り）…½個

A ｜ 顆粒和風だしの素…大さじ1
　｜ はちみつ…小さじ½

作り方

1 きゅうりはピーラーでストライプ状に皮をむき、2cm厚さの輪切りにする。袋に入れて塩小さじ½（分量外）をまぶし、袋の上から軽くもんで10分おく。

2 1の水けをよく絞り、レモン、Aを加えてもみ混ぜ、冷蔵庫でひと晩おく。

冷蔵 3～4日　冷凍 NG　糖質 **3.0g** （19kcal）

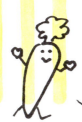

> ☑ **手早くやせるコツ！**
> 低糖質のきゅうりをポン酢しょうゆとさば缶とあえれば立派なおかずに。時間がないときに特におすすめです。また**お肉とさっと炒めてもおいしい**ので、きゅうりが冷蔵庫にあったらぜひ試してみて。

\平日は/
帰ってから作る

超スピード

しょうがの辛味でおいしさがアップ。
きゅうりとさば缶のポン酢あえ

材料（2人分）
きゅうり…1本
さば水煮缶（缶汁をきる）…1缶（190g）
A│ しょうが（すりおろし）…小1かけ
 │ ポン酢しょうゆ…大さじ1と½
 │ すりごま（白）…大さじ1

作り方
1. きゅうりはポリ袋に入れてめん棒でたたき、ひと口大に手でちぎる。
2. ボウルにAを混ぜ合わせ、さば缶、1を加えてあえる。

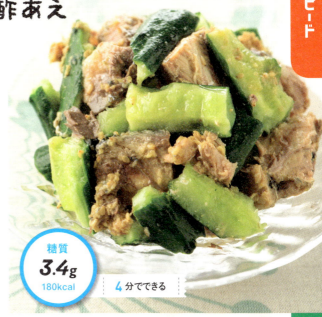

糖質 **3.4g** / 180kcal / 4分でできる

腹もちよし！

炒め物との相性も◎。
きゅうりと牛肉の中華炒め

材料（2人分）
きゅうり…2本
牛こま切れ肉…120g
にんにく（みじん切り）…½かけ
ごま油…大さじ1
A│ 酒、オイスターソース…各大さじ1
 │ しょうゆ…小さじ2

作り方
1. きゅうりはひと口大の乱切りにする。
2. フライパンにごま油を弱めの中火で熱し、にんにくを炒める。香りが出たらきゅうりを加えて中火で炒め、油がなじんだら牛肉も加えて炒める。
3. 肉の色が変わったら混ぜ合わせたAで調味し、汁けがなくなるまで炒める。

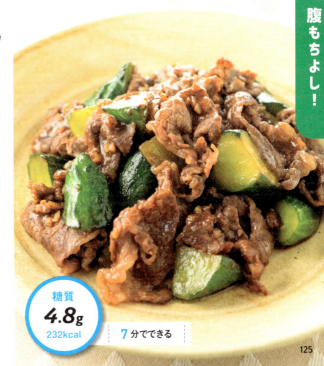

糖質 **4.8g** / 232kcal / 7分でできる

キャベツ

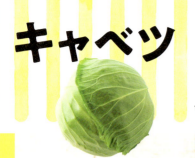

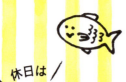

やせる作りおきのコツ！
ロールキャベツは温め直すことも考えて煮すぎないようにしましょう。**サラダにする場合は塩もみして水けをしっかりと絞ってから調味料とあえて。**

\ 休日は /
やせる作りおき

かんたん♪

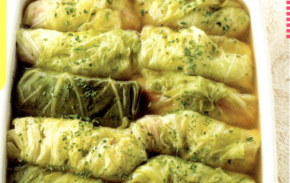

冷蔵 4〜5日
冷凍 2週間
糖質 **5.1g**
185kcal

ウインナーとチーズを巻くだけ！
ウインナーロールキャベツ

材料（6人分）

キャベツ … 12枚
ウインナー … 12本
プロセスチーズ（縦半分に切る）… 6個
A｜水 … 2カップ
　｜顆粒コンソメスープの素 … 小さじ2
　｜しょうゆ … 小さじ1
塩、こしょう … 各適量

×12

作り方

1. 耐熱皿にキャベツの半量を重ねてラップにかけ、電子レンジで3分30秒加熱する。残りも同様に加熱して、ラップを外して粗熱をとる。
2. 1の水けをふき、芯の部分をそいでウインナー、チーズを等分にのせてきつく巻く。全部で12個作る。
3. 鍋に2の巻き終わりを下にして入れ、Aを加えて中火にかける。煮立ったら弱火にしてふたをし、ときどき上下を返しながら10〜12分煮る。塩、こしょうで味をととのえ、お好みでドライパセリをふる。

サラダ＆マリネ

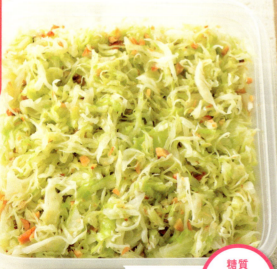

冷蔵 3〜4日
冷凍 2週間
糖質 **4.8g**
116kcal

野菜が足りないときに重宝！
塩もみキャベツのサラダ

材料（4人分）

キャベツ … 1/2個
A｜アーモンド（無塩で素焼き・粗く刻む）… 20g
　｜オリーブオイル … 大さじ2
　｜酢 … 大さじ1と1/2
　｜塩、こしょう … 各適量

作り方

1. キャベツはせん切りにし、塩小さじ1/2（分量外）をふってもみ、5分おいて水けをよく絞る。
2. ボウルにAを混ぜ合わせ、1、アーモンドを加えてあえる。冷蔵庫で1時間以上おく。

PART.4 野菜のおかず

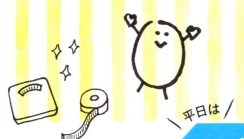

☑ **手早くやせるコツ！**
キャベツはレンジでもフライパンでもさっと火が通るので晩ごはんの強い味方。お肉とも相性がいいですが、**糖質が少ないしらすや納豆と組み合わせてもおすすめ！** とびきりのおいしさが味わえます。

\ 平日は /
🕒 **帰ってから作る**

ホットサラダのよう！
キャベツとしらすのレンジ蒸し

超スピード

材料（2人分）
キャベツ … ¼ 個
しらす … 大さじ3
A｜酒 … 大さじ1
　｜塩、こしょう … 各適量
かつお節 … 1パック
ごま油 … 小さじ2

作り方
1. キャベツは細切りにする。
2. 耐熱容器にキャベツ、しらす、Aを入れ、ふんわりとラップをかけて電子レンジで2分加熱する。
3. かつお節、ごま油を加えてざっとあえる。

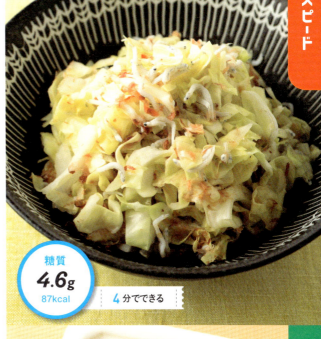

糖質 **4.6g** 87kcal　4分でできる

お好み焼き風味で後を引くおいしさ！
キャベツと納豆のソース炒め

腹もちよし！

材料（2人分）
キャベツ … ¼ 個
納豆（軽く洗い、水けをきる）… 1パック（50g）
サラダ油 … 大さじ½
ウスターソース … 小さじ2
塩、こしょう … 各適量
青のり粉 … 小さじ½

作り方
1. キャベツはざく切りにする。
2. フライパンにサラダ油を中火で熱し、1を炒める。油がなじんだら、納豆、ウスターソース、塩、こしょうを加えて炒め合わせる。
3. 器に2を盛り、青のり粉をふる。

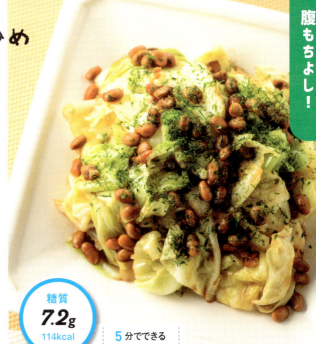

糖質 **7.2g** 114kcal　5分でできる

白菜

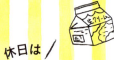

> ✓ **やせる作りおきのコツ！**
> 白菜を煮る前に塩もみすると、余分な辛味が抜け、甘みが増します。**サラダにする場合も同様にして少しレンチンするとおいしさがグッと増します。**

\休日は/
● やせる作りおき

かんたん♪

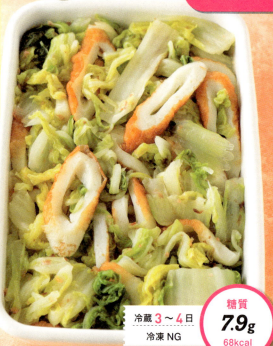

冷蔵 3〜4日
冷凍 NG

糖質 **7.9g**
68kcal

シンプルな味つけでラクラクラク糖質オフ！
白菜とちくわの塩煮

材料（4人分）
<u>白菜 … 1/2 株</u>
ちくわ（斜め切り） … 3本
塩 … 小さじ1
酒 … 大さじ2
しょうゆ … 小さじ2

作り方
1. 白菜の葉はざく切り、芯はそぎ切りにする。
2. 鍋か深めのフライパンに1を入れ、塩をまぶして軽くもみ、5分おく。
3. 2をざっと混ぜて中火にかけ、煮立ったらちくわ、酒を加え、弱めの中火でふたをして6〜7分煮る。しょうゆを加えてひと煮して火を止める。

サラダ&マリネ

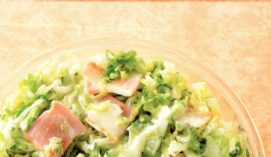

冷蔵 2〜3日
冷凍 2週間

糖質 **2.4g**
113kcal

白菜の甘みとベーコンのコクがマッチ。
白菜とベーコンのコールスロー

材料（4人分）
<u>白菜 … 1/4 株</u>
スライスベーコン（2cm四方に切る） … 2枚
A｜マヨネーズ … 大さじ2
　｜オリーブオイル、酢 … 各小さじ2
　｜塩、こしょう … 各適量

作り方
1. 白菜はせん切りにし、耐熱容器に入れる。塩小さじ1/2（分量外）をふって軽くもみ、ふんわりとラップをかけて電子レンジで1分30秒加熱する。そのまま5分おいて水けをよく絞る。
2. フライパンにベーコンを入れ、油を引かずに弱めの中火で1〜2分炒めて冷ます。
3. ボウルにAを混ぜ合わせ、1と2を加えてあえ、冷蔵庫で1時間以上おく。

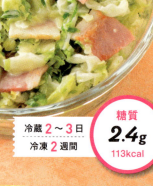

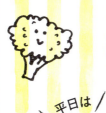

☑ 手早くやせるコツ！

レンチンでもフライパン炒めでも**白菜は葉をざく切り、芯はそぎ切りにすると火の通りが均一になり、絶妙な歯ごたえに**。少量の切り身魚や肉と合わせれば、メインおかずになります。

平日は 帰ってから作る

火を使わない！

粗びき黒こしょうはたっぷりめがおすすめ。
白菜と甘塩鮭のバター蒸し

材料（2人分）
白菜…5～6枚
甘塩鮭（骨を除き、小さめのひと口大に切る）…1切れ
塩、こしょう…各適量
酒…大さじ1
バター…10g
粗びき黒こしょう…適量

作り方
1. 白菜の葉はざく切り、芯はそぎ切りにする。
2. 耐熱容器に1、鮭の順にのせ、塩、こしょう、酒をふり、ふんわりとラップをかけて電子レンジで5分加熱する。
3. 2にバターを加えてあえて器に盛り、粗びき黒こしょうをふる。

糖質 **5.2g** 156kcal　7分でできる

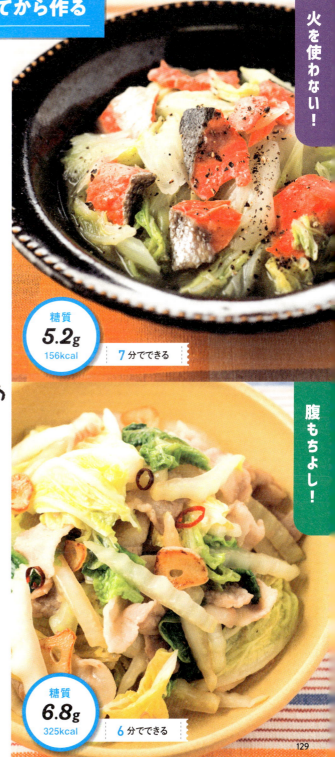

腹もちよし！

豚肉にもみ込む片栗粉は少量にします。
白菜と豚肉のにんにく炒め

材料（2人分）
白菜…4～5枚
豚バラ薄切り肉（4cm幅に切る）…120g
にんにく（薄切り）…1かけ
赤唐辛子（輪切り）…1/2本
A｜酒…小さじ2
　｜塩、こしょう…各適量
　｜片栗粉…小さじ1/2
ごま油…小さじ2
しょうゆ…大さじ1と1/2

作り方
1. 白菜の葉はざく切り、芯はそぎ切りにする。豚肉にAを順にもみ込む。
2. フライパンにごま油とにんにく、赤唐辛子を弱めの中火で熱し、香りが出たら豚肉を加えて炒める。
3. 肉の色が変わってきたら、白菜の芯を加えて中火で炒める。しんなりしてきたら、白菜の葉を加えて強火で炒め合わせ、しょうゆで調味する。

糖質 **6.8g** 325kcal　6分でできる

129

大根

☑ **やせる作りおきのコツ！**
大根の煮物は**先にフライパンで焼き色をつける**と煮くずれが防げます。**マリネは水けをよく絞ると**コリコリとした食感が長く楽しめます。

\ 休日は /

🍱 やせる作りおき

かんたん♪

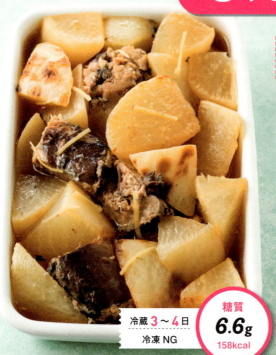

冷蔵 3〜4日
冷凍 NG
糖質 **6.6g**
158kcal

缶汁ごと使えばだし汁は不要。
さば缶大根

材料（4人分）
大根 … ½ 本
さば水煮缶 … 1缶（190g）
しょうが（せん切り）… 1かけ
ごま油 … 大さじ1
A ┌ 水 … 2カップ
　├ しょうゆ … 大さじ2
　└ みりん … 大さじ1

作り方
1. 大根は乱切りにし、耐熱容器に入れて水大さじ1（分量外）をふり、ふんわりとラップをかけて電子レンジで5分加熱する。粗熱がとれたら水けをよくふく。
2. フライパンにごま油を中火で熱し、1の表面に焼き色がつける。A、さば缶を缶汁ごと加え、しょうがも加えて、落としぶたをして弱めの中火で7〜8分煮る。

サラダ＆マリネ

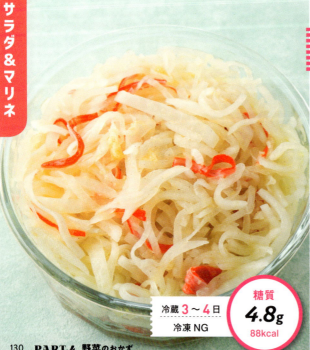

冷蔵 3〜4日
冷凍 NG
糖質 **4.8g**
88kcal

しっかり噛むと食べすぎ防止にもなります。
大根のしょうがマリネ

材料（4人分）
大根 … ½ 本
かに風味かまぼこ（粗くほぐす）… 3本（30g）
A ┌ しょうが（すりおろし）… 1かけ
　├ 酢、オリーブオイル … 各大さじ2
　├ 砂糖 … ふたつまみ
　└ 塩、こしょう … 各適量

作り方
1. 大根は太めのせん切りにし、塩小さじ¼（分量外）をふって5分おき、水けをよく絞る。
2. ボウルにAを混ぜ合わせ、1、かに風味かまぼこを加えてあえ、冷蔵庫で2時間以上おく。

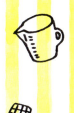
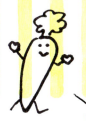

☑ **手早くやせるコツ！**
生でもおいしい大根。**ササッとスライサーで薄切りして、塩もみしましょう。あとはたらこマヨネーズとあえるだけ**。加熱して食べるなら薄めの半月切りにして、常備してあるベーコンと炒めます。

\平日は/
帰ってから作る

超スピード

たっぷりの黒こしょうが合う！

たらこと同じく低糖質の明太子でもOK！
塩もみ大根のたらマヨあえ

材料（2人分）

大根 … 3cm（300g）

A ┃ 甘塩たらこ（薄皮から身をこそげ出す）… ½ 本
　┃ マヨネーズ … 大さじ1と½
　┃ しょうゆ … 少々
粗びき黒こしょう … 適量

作り方

1. 大根はスライサーで薄切りにし、塩小さじ¼（分量外）をふって3分おき、水けをよく絞る。
2. ボウルにAを混ぜ合わせ、1を加えてあえる。器に盛り、粗びき黒こしょうをふる。

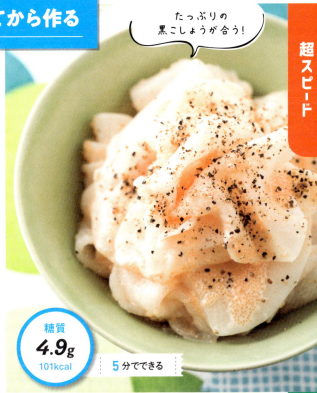

糖質 **4.9g** 101kcal　5分でできる

腹もちよし！

ゆずこしょうで味がピタリと決まります。
大根のゆずこしょう炒め

材料（2人分）

大根 … ⅓ 本

スライスベーコン（1.5cm幅に切る）… 3枚
サラダ油 … 大さじ1
酒 … 大さじ1
A ┃ しょうゆ … 小さじ2
　┃ ゆずこしょう … 小さじ¼
　┃ 塩 … 少々

作り方

1. 大根は5mm厚さの半月切りにする。
2. フライパンにサラダ油を中火で熱し、ベーコンを炒める。ベーコンの脂が出てきたら、1を加え、酒をふって炒め合わせる。
3. 大根が少ししんなりしてきたら、混ぜ合わせたAで調味し、全体にからめる。

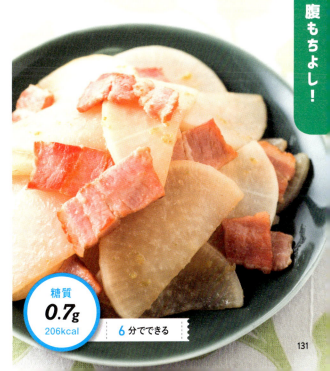

糖質 **0.7g** 206kcal　6分でできる

かぶ

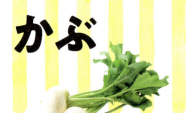
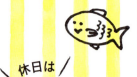

☑ **やせる作りおきのコツ！**
かぶは少しかために煮ます。**糖質量を上げないように味つけはだし汁と塩でシンプルに**。マリネはレモン汁を加えるとさわやかな風味がずっと続きます。

\休日は/
やせる作りおき

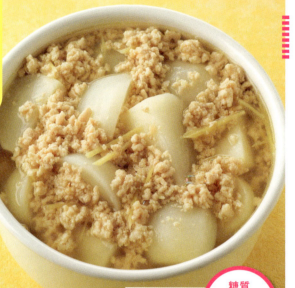

かんたん♪

水溶き片栗粉でとろみをつけなくても十分おいしい！
かぶのそぼろ煮

材料（4人分）

かぶ…5～6個

A｜鶏むねひき肉…100g
　｜しょうが（せん切り）…1かけ
　｜だし汁…1と½カップ
　｜塩…小さじ⅓

作り方

1. かぶは皮をむき、4～6等のくし形切りにする。
2. 鍋にAを入れてよく混ぜてから中火にかけ、沸騰したら1を加えて弱火にし、6～8分煮る。

冷蔵 3～4日　冷凍 NG
糖質 **2.9g**　65kcal

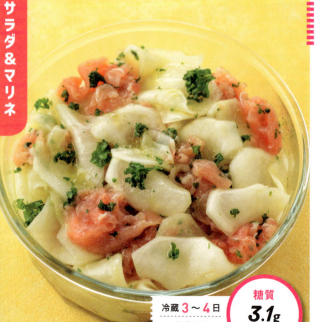

サラダ&マリネ

生ハムの塩けが調味料代わりになります。
かぶと生ハムのマリネ

材料（4人分）

かぶ…4～5個

生ハム（ひと口大に切る）…5枚（50g）

A｜オリーブオイル…大さじ2
　｜レモン汁、パセリ（みじん切り）…各大さじ1
　｜塩、こしょう…各適量

作り方

1. かぶは皮をむき、スライサーで薄切りにする。塩小さじ½（分量外）ふって5分おき、水けをよく絞る。
2. ボウルにAを混ぜ合わせ、1、生ハムを加えてあえる。冷蔵庫で2時間以上おく。

冷蔵 3～4日　冷凍 NG
糖質 **3.1g**　104kcal

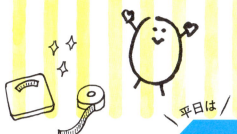

☑ **手早くやせるコツ！**
かぶも大根と同様にスライサーで薄切りして塩もみのサラダに。食物繊維の多い海藻とあえれば、ヘルシーさも倍増。**炒める場合は途中で蒸し焼きにすると、短時間でもジューシーに仕上がります。**

\平日は/
✂ **帰ってから作る**

超スピード

こってりとした肉料理に合います。
塩もみかぶと海藻のサラダ

材料（2人分）
かぶ…2個
海藻ミックス（生）…100g
A│オリーブオイル、ポン酢しょうゆ…各大さじ1

作り方
1. かぶは皮をむき、スライサーで薄切りにする。塩小さじ¼（分量外）をふってもみ、2分おいて水けをよく絞る。
2. ボウルにAを混ぜ合わせ、1、海藻ミックスを加えてあえる。

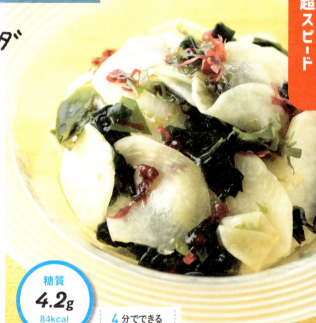

糖質 **4.2g** 84kcal　4分でできる

腹もちよし！

豚肉とコンソメバター味で濃厚な味わいに。
かぶと豚肉のコンソメバター炒め

材料（2人分）
かぶ…2個
豚バラ薄切り肉（2cm幅に切る）…100g
バター…10g
酒…大さじ1
A│顆粒コンソメスープの素…小さじ½
　│塩、こしょう、ドライパセリ…各適量

作り方
1. かぶは皮をむき、4～6等分のくし形切りにする。
2. フライパンにバターを中火で熱し、かぶを炒め、表面に焼き色がついたら、豚肉を加えて炒める。
3. 肉の色が変わってきたら、酒をふって弱火にし、ふたをして3分蒸し焼きにする。Aで調味して、全体にからめる。

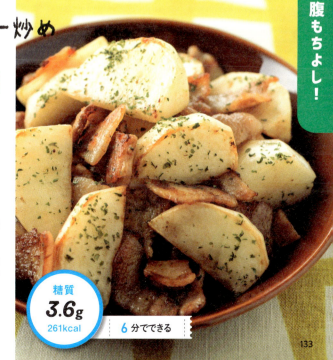

糖質 **3.6g** 261kcal　6分でできる

セロリ・玉ねぎ

☑ **やせる作りおきのコツ！**
セロリはササッと炒めてシャキシャキ感のあるきんぴらに。玉ねぎは糖質がやや高めですが、血液をサラサラにする効果があるので、常備して少しずつ食べて。

\休日は/
🍲 **やせる作りおき**

かんたん♪

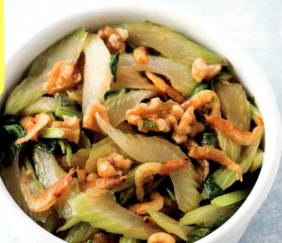

冷蔵 3〜4日
冷凍 2週間
糖質 **1.5g**
69kcal

ナッツと桜えびの楽しい食感！
セロリと桜えびのきんぴら

材料（4人分）

セロリ … 2本
桜えび（乾燥）… 大さじ3
くるみ（無塩で素焼き・大きいものは砕く）… 20g
ごま油 … 大さじ½
A ┃ 顆粒和風だしの素 … 小さじ1
　 ┃ 塩、こしょう … 各適量

作り方

1. セロリの茎は5mm厚さの斜め薄切り、葉はざく切りにする。
2. フライパンにごま油を中火で熱し、セロリの茎を炒める。
3. 全体に油がなじんで少ししんなりしてきたら、セロリの葉、桜えび、くるみを加えて炒め、Aで調味してさっと炒め合わせる。

サラダ&マリネ

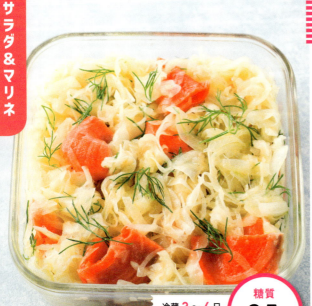

冷蔵 3〜4日
冷凍 2週間
糖質 **8.3g**
168kcal

マスタードをきかせるとおいしさが長持ちに。
玉ねぎとスモークサーモンのマリネ

材料（4人分）

玉ねぎ … 2個
スモークサーモン（ひと口大に切る）… 100g
A ┃ オリーブオイル … 大さじ3
　 ┃ 酢 … 大さじ2
　 ┃ フレンチマスタード … 小さじ1
　 ┃ はちみつ … 小さじ½
塩、こしょう … 各適量

作り方

1. 玉ねぎは薄切りにし、塩小さじ¼（分量外）をふってもみ、水に5分さらして水けを絞る。
2. ボウルにAを混ぜ合わせ、1、スモークサーモン、お好みでざく切りにしたディルを加えてあえる。冷蔵庫で2時間以上おく。

> ☑ **手早くやせるコツ！**
> セロリには独特の香りがありますが、低糖質でむくみの予防におすすめの食材。ツナ缶をあえればまろやかなサラダ風に。コンビーフ缶を常備すれば、玉ねぎ1つでボリュームおかずが作れます。

\平日は/
🕙 帰ってから作る

超スピード

葉にも栄養があるので捨てずに使って。
セロリのツナあえ

材料（2人分）
セロリ … 1本
ツナ油漬け缶（フレークタイプ）… 小 ½ 缶（35g）
A｜ごま油 … 小さじ1
 ｜塩、こしょう … 各適量

作り方
1. セロリの茎は3mm厚さの斜め薄切り、葉はざく切りにする。塩少々（分量外）をふって軽くもみ、水けを絞る。
2. 1に缶汁をきったツナ、Aを加えてあえる。

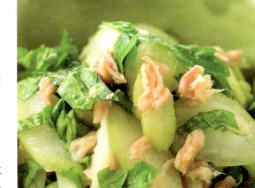

糖質 **1.1g** 73kcal　3分でできる

腹もちよし！

コンビーフは炒めると味わいアップ。
玉ねぎのコンビーフ炒め

材料（2人分）
玉ねぎ … 1個
コンビーフ … ½ 缶（50g）
ピーマン（乱切り）… 1個
サラダ油 … 小さじ2
酒 … 大さじ1
A｜しょうゆ … 小さじ2
 ｜ゆずこしょう … 小さじ ¼

作り方
1. 玉ねぎはくし形切りにし、ほぐす。
2. フライパンにサラダ油を中火で熱し、コンビーフを炒める。コンビーフに少し焼き色がついたら、1、ピーマンを加えて炒める。
3. 酒をふり入れ、野菜が少ししんなりしてきたら、Aで調味して全体にからめる。

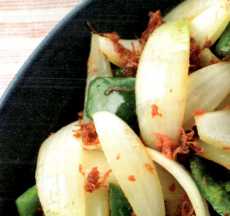

糖質 **9.1g** 140kcal　5分でできる

れんこん・ごぼう

> ✓ **やせる作りおきのコツ！**
> れんこんとごぼうは糖質が高めですが、食物繊維など体に必要な栄養もあります。**歯ごたえが残るように調理すれば大満足です。**

休日は 🍱 **やせる作りおき**

かんたん♪

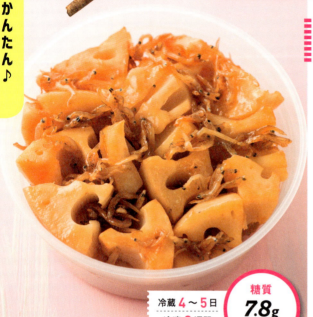

冷蔵 **4〜5**日
冷凍 **2**週間
糖質 **7.8g**
44kcal

美肌効果の高いビタミンCがとれます。
れんこんとじゃこのポン酢炒め

材料（4人分）
れんこん…1節（200g）
ちりめんじゃこ…大さじ2
ごま油…大さじ1
A ┃ ポン酢しょうゆ…大さじ1
　 ┃ みりん…小さじ1

作り方
1. れんこんは小さめの乱切りにし、酢水（分量外）にさらして水けをきる。
2. フライパンに半量のごま油を中火で熱し、ちりめんじゃこをカリカリになるまで炒め、いったん取り出す。
3. 2のフライパンに残りのごま油を中火で熱し、1を炒める。れんこんが透き通ってきたら2を戻し入れ、Aで調味する。

サラダ&マリネ

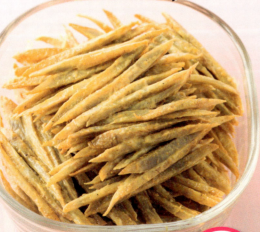

よく噛むことも
やせる近道！

冷蔵 **3〜4**日
冷凍 **2**週間
糖質 **5.7g**
85kcal

ごぼうはさっと炒めてからマヨネーズであえて。
ごぼうのマヨカレーサラダ

材料（6人分）
ごぼう…2本
サラダ油…大さじ1
A ┃ 酒…大さじ1
　 ┃ カレー粉…小さじ1
　 ┃ 砂糖…ふたつまみ
　 ┃ 塩、こしょう…各適量
マヨネーズ…大さじ2

作り方
1. ごぼうは皮をこそげて3〜4cm長さの細切りにし、酢水（分量外）にさらして水けをきる。
2. フライパンにサラダ油を中火で熱し、1を2分炒める。油がなじんだら、Aを加えて2分ほど炒めて火を止める。
3. 冷めたら、マヨネーズを加えてあえる。

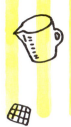
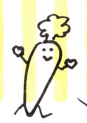

> ☑ **手早くやせるコツ！**
> ごまあえはごぼうを斜め薄切りにしてレンチン！あえ衣は甘みを少なめにして糖質量を抑えます。**チーズ焼きはれんこんを薄い輪切りにして、ベーコンでうまみをプラス。**食べごたえバッチリ。

\平日は/
🌙 帰ってから作る

火を使わない！

■ お湯を沸かす手間がなくてラクチン！
レンチンごぼうのごまあえ

材料（2人分）
ごぼう … 1/3 本
かに風味かまぼこ（縦にさく）… 2 本（20g）
カイワレ菜（ざく切り）… 1/4 パック
みりん … 小さじ 1 と 1/2
A｜すりごま（白）… 小さじ 2
　｜しょうゆ、みそ、ごま油 … 各小さじ 1

作り方
1. ごぼうは皮を軽くこそげて斜め薄切りにし、酢水（分量外）に 2 分さらして水けをきる。
2. 耐熱容器に 1 を入れてみりんをふり、ふんわりとラップをかけて電子レンジで 2 分 30 秒加熱する。
3. 混ぜ合わせた A に 2 を加えてあえる。かに風味かまぼこ、カイワレ菜も加え、ざっとあえる。

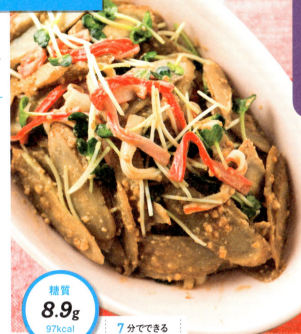

糖質 **8.9g** 97kcal ／ **7** 分でできる

腹もちよし！

■ ほくほくした歯触りが絶妙。
薄切りれんこんのチーズ焼き

材料（2人分）
れんこん（5mm厚さの輪切り）… 4 枚
スライスベーコン（細切り）… 2 枚
ピザ用チーズ … 80g
サラダ油 … 小さじ 2
粗びき黒こしょう … 適量

作り方
1. れんこんはさっと水にさらす。
2. フライパンにサラダ油を弱めの中火で熱し、ピザ用チーズの半量を 4 つに分けて丸く広げ、その上にベーコンを 1/4 量ずつのせる。
3. 1、残りのピザ用チーズの順に等分にのせる。粗びき黒こしょうをふり、弱めの中火で両面にこんがりと焼き色がつくまで 3〜4 分焼く。

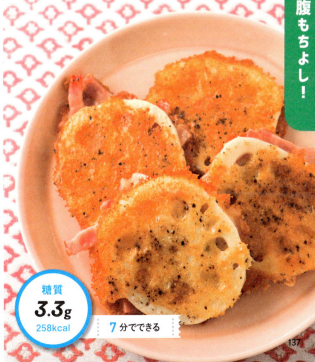

糖質 **3.3g** 258kcal ／ **7** 分でできる

長いも・かぼちゃ

> ✓ **やせる作りおきのコツ！**
> 根菜と同様に長いもとかぼちゃは糖質が高めですが栄養もたっぷり！**わさび漬けやマリネにしたり、食べる量を工夫すればやめる必要はありません。**

\ 休日は /
🍱 **やせる作りおき**

かんたん♪

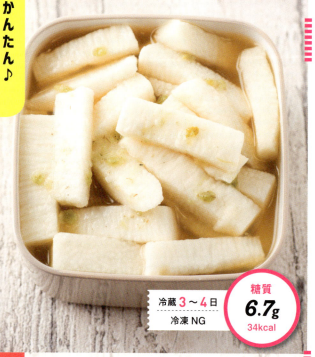

冷蔵 3〜4日 / 冷凍 NG
糖質 **6.7g**
34kcal

■ わさびのピリッとした辛さがおいしい！
長いものわさび漬け

材料（6人分）

長いも … 300g

A｜水 … ½カップ
　｜昆布茶、しょうゆ、酢 … 各小さじ1
　｜塩 … 小さじ¼

練りわさび … 小さじ½

作り方

1. 長いもは拍子木切りにする。
2. 耐熱容器にAを混ぜ合わせ、ラップをかけずに電子レンジで1分30秒加熱して冷ます。練りわさびを加えてよく溶かす。
3. 2に1を加え、冷蔵庫でひと晩漬ける。

サラダ&マリネ

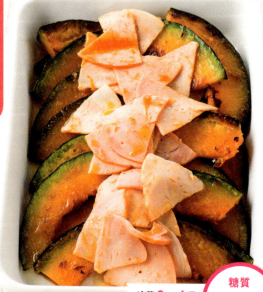

冷蔵 3〜4日 / 冷凍 NG
糖質 **5.9g**
98kcal

■ 甘さと酸っぱさのバランスがたまりません。
焼きかぼちゃとハムのマリネ

材料（6人分）

かぼちゃ … ¼個（400g）

ハム（6等分の放射線状に切る）… 4枚
オリーブオイル … 大さじ1

A｜オリーブオイル … 大さじ1と½
　｜酢 … 大さじ1
　｜しょうゆ … 小さじ2
　｜砂糖 … ふたつまみ
　｜塩、こしょう … 各適量

作り方

1. かぼちゃはスプーンでわたと種を取り、さっと洗って水けをふく。ラップで包んで電子レンジで1分30秒加熱する。横半分に切ってから5mm幅に切る。
2. フライパンにオリーブオイルを中火で熱し、1を3〜4分火が通るまで焼く。
3. ボウルにAを混ぜ合わせ、2、ハムを加えてあえ、なじませる。

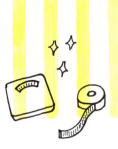
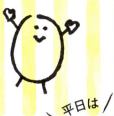

☑ **手早くやせるコツ！**
かぼちゃを短い時間でホクホクに仕上げるなら、レンチンがおすすめ。豆乳で煮れば美容効果も高まります。長いもはまな板を使わずに、ポリ袋の中でたたきつぶしてグラタン風に。

＼平日は／
🕐 帰ってから作る

ナッツをプラスすればお肌もしっとり！
かぼちゃの豆乳煮

火を使わない！

材料（3人分）
かぼちゃ … 1/8個（200g）
アーモンド（無塩で素焼き）… 10g
A ┃ 無調整豆乳 … 3/4カップ
　┃ バター … 10g
　┃ 塩、こしょう … 各適量

作り方
1. かぼちゃは種とわたを除き、ところどころ皮をむいて2cm角に切る。
2. 耐熱容器に1、アーモンド、Aを入れ、ふんわりとラップをかけて電子レンジで5分加熱する。

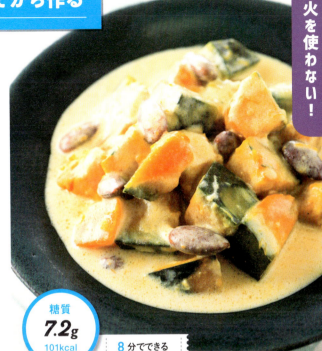

糖質 **7.2g** 101kcal　**8分**でできる

ふわふわした舌触りでおなかも満足！
長いもの明太マヨネーズ焼き

腹もちよし！

材料（3人分）
長いも … 150g
小ねぎ（5cm長さに切る）… 2本
A ┃ 辛子明太子（薄皮から身をこそげ出す）… 1/2本
　┃ マヨネーズ … 大さじ1と1/2
　┃ しょうゆ … 小さじ1
ピザ用チーズ … 30g

作り方
1. 長いもは皮をむき、ポリ袋に入れてめん棒でたたく。
2. 耐熱容器に1、小ねぎ、Aを入れて混ぜ合わせ、ピザ用チーズをのせる。オーブントースターでこんがりと焼き色がつくまで7〜8分焼く。

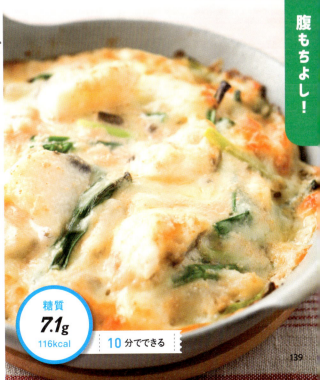

糖質 **7.1g** 116kcal　**10分**でできる

きのこ類

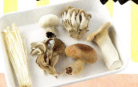

やせる作りおきのコツ！
低糖質なうえ、食物繊維も豊富なきのこ。水っぽくならず、おいしい食感を残すためには、**さっとゆでてよく水けをきる**のがポイントです。

\ 休日は /
やせる作りおき

かんたん♪

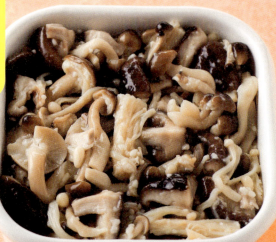

冷蔵 4〜5日
冷凍 2週間
糖質 **5.3g**
38kcal

オムレツの具にしたりスープにも使える！
ミックスきのこの塩麹漬け

材料（6人分）
- しいたけ…8個
- しめじ…2袋
- えのきたけ…2袋
- エリンギ…2本
- A
  - しょうが（すりおろし）…1かけ
  - 塩麹…大さじ4
  - ごま油…小さじ1

作り方
1. きのこ類は石づきを除き、しいたけは4等分に裂き、しめじは小房に分ける。えのきたけは長さを半分に切り、エリンギは半分に切ってから縦4等分に切る。
2. 鍋にたっぷりの湯を沸かし、酒大さじ1（分量外）を加えて、1を2〜3回に分けて30秒〜1分ゆで、ざるにあげて水けをきる。
3. 混ぜ合わせたAに2を加えてあえ、冷蔵庫でひと晩おく。

サラダ＆マリネ

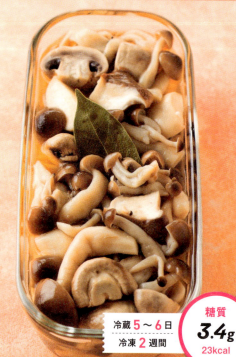

冷蔵 5〜6日
冷凍 2週間
糖質 **3.4g**
23kcal

コンソメの素を使ってコクをプラス。
きのこのピクルスマリネ

材料（6人分）
- マッシュルーム…8個
- しめじ…2袋
- エリンギ…3本
- A
  - 酢、水…各½カップ
  - 顆粒コンソメスープの素…大さじ1と½
  - 砂糖…大さじ1
- ローリエ…1枚

作り方
1. きのこ類は石づきを除き、マッシュルームは半分に切り、しめじはほぐし、エリンギはひと口大に切る。
2. 鍋にたっぷりの湯を沸かし、酒大さじ1（分量外）を加えて、1を2〜3回に分けて30秒〜1分ゆで、ざるにあげて水けをきる。
3. 2の鍋をさっと洗い、Aを入れて中火にかける。ひと煮立ちしたら火を止め、保存容器に移す。2、ローリエを加え、粗熱がとれたら冷蔵庫でひと晩以上おく。

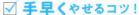

☑ **手早くやせるコツ！**
きのこは火の通りが早いので忙しいときの救世主。噛みごたえがある**エリンギはガーリックバターでステーキ風に。クリーム煮はベーコンと一緒に煮るだけ**。もちろんどちらも低糖質！

平日は 帰ってから作る

エリンギに切り込みを入れると味がよくからみます。
エリンギのガリバタステーキ

超スピード

材料（2人分）
エリンギ … 4本
にんにく（みじん切り）… 1かけ
バター … 15g
酒 … 大さじ2
A ┃ しょうゆ … 小さじ1
　 ┃ 塩、こしょう … 各適量

作り方
1. エリンギは縦半分に切り、斜めに切り込みを入れる。
2. フライパンにバターを弱めの中火で熱し、にんにくを炒める。香りが出たら、1を並べ入れて両面を焼く。
3. 焼き色がついたら、酒をふってふたをして1分蒸し焼きにし、Aで調味する。

糖質 **3.8g** / 91kcal / 5分でできる

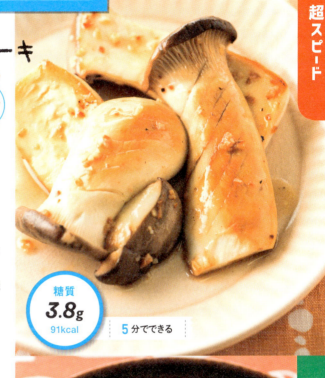

きのこを焼くときは混ぜすぎないのがコツ。
きのことベーコンのクリーム煮

腹もちよし！

材料（2人分）
マッシュルーム … 5〜6個
エリンギ … 2本
まいたけ … 1パック
厚切りベーコン
　（4〜5cm長さの棒状に切る）
　… 40g
サラダ油 … 大さじ1
A ┃ 白ワイン … 大さじ1
　 ┃ 生クリーム … 1/3カップ
　 ┃ 塩 … 小さじ1/4
　 ┃ こしょう … 適量

作り方
1. マッシュルームは石づきを除いて半分に切る。エリンギは手で縦に裂き、まいたけは手で大きめにほぐす。
2. フライパンに半量のサラダ油を中火で熱し、1を焼く。フライパンに接した面が色づいてきたら裏返し、全体で3分焼いていったん取り出す。
3. 2のフライパンに残りのサラダ油を中火で熱し、ベーコンを炒める。ベーコンがカリッとしてきたら、Aを加える。煮立ったら、2を戻し入れて2〜3分煮る。

「クリーミーでしあわせ！」

糖質 **2.8g** / 311kcal / 9分でできる

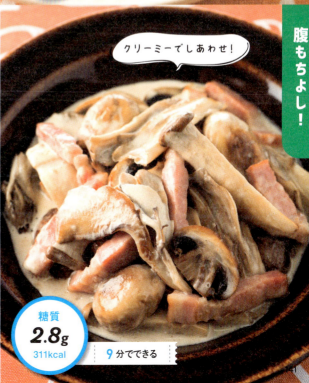

きのこ類

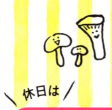

休日は
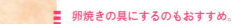

✓ やせる作りおきのコツ！
食べるなめたけは酢と梅干しを加えると味が引き締まり、日持ちもよくなります。砂糖を使わずめんつゆと酢で作るお手軽マリネは、ゆずこしょうがかくし味。

かんたん♪

冷凍してもおいしさそのまま！

冷蔵 4〜5日　冷凍 2週間

糖質 **3.1g** 22kcal

卵焼きの具にするのもおすすめ。
食べるなめたけ

材料（4人分）
えのきたけ…3袋
梅干し（種を除いて包丁でたたく）…2個
酒…大さじ1
A ┃ しょうゆ…大さじ1と½
　┃ みりん…小さじ2
　┃ 酢…小さじ1
かつお節…1パック

作り方
1. えのきたけは石づきを除いて3等分に切る。
2. 鍋に**1**、酒を入れて中火にかけ、弱火でふたをして2〜3分蒸し煮にする。
3. 全体がしんなりしてきたら、**A**を加えて弱火でふたをして7〜8分蒸し煮にして火を止める。梅干し、かつお節を加えて混ぜる。

サラダ&マリネ

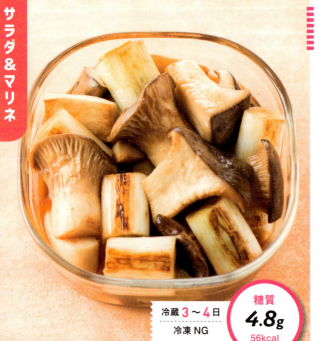

冷蔵 3〜4日　冷凍 NG

糖質 **4.8g** 56kcal

色よく焼いたねぎが甘くておいしい。
エリンギと長ねぎのマリネ

材料（4人分）
エリンギ…4本
長ねぎ…1本
サラダ油…大さじ½
A ┃ めんつゆ（3倍濃縮）、水…各大さじ2
　┃ 酢…大さじ1
ゆずこしょう…小さじ¼

作り方
1. エリンギは縦半分に切ってから3〜4等分に切る。長ねぎは3cm長さに切り、楊枝で数カ所刺す。
2. 耐熱容器に**A**を入れて1分30秒加熱し、ゆずこしょうを加えてよく溶かす。
3. フライパンにサラダ油を中火で熱し、エリンギに焼き色がつくまで2〜3分焼く。長ねぎも加えてときどき転がしながら2〜3分焼く。ともに**2**に加えてなじませ、1時間以上おく。

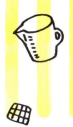
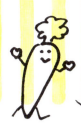

> ☑ **手早くやせるコツ！**
> 中途半端に残ったきのこをもう1種類組み合わせると、食べごたえとコクがグンと増します。**レンチンならバターとふりかけでかんたんに味つけすれば、リッチな副菜のできあがりです！**

\ 平日は /
● 帰ってから作る

超スピード

赤じそふりかけの酸味がきいています。
きのことツナのふりかけあえ

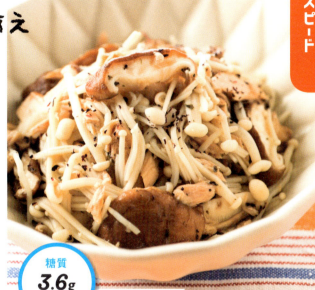

材料（2人分）
<u>えのきたけ … 大1袋</u>
<u>しいたけ … 3個</u>
ツナ油漬け缶（フレークタイプ）… 小1缶（70g）
バター … 10g
赤じそふりかけ … 小さじ 1/3

作り方
1. きのこ類は石づきを除き、えのきたけは半分に切り、しいたけは縦4等分に裂く。
2. 耐熱容器に1、缶汁をきったツナを入れ、バターをのせる。ふんわりとラップをかけて電子レンジで2分加熱する。
3. 赤じそふりかけを加え、ざっと混ぜる。

糖質 **3.6g** 150kcal　4分でできる

腹もちよし！

きのこに焼き色をつけるとうまみ倍増！
きのこの粉チーズ炒め

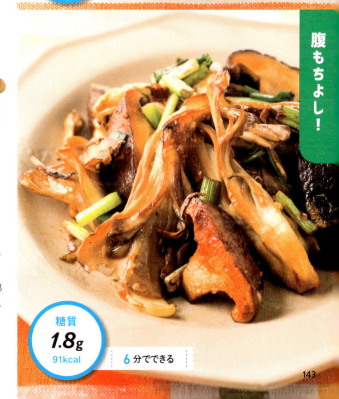

材料（2人分）
<u>まいたけ … 大1パック</u>
<u>しいたけ … 3個</u>
小ねぎ（2cm幅に切る）… 2本
オリーブオイル … 大さじ1
A ┃ 粉チーズ … 大さじ1
　┃ しょうゆ … 小さじ2
　┃ 塩、こしょう … 各適量

作り方
1. きのこ類は石づきを除き、まいたけは大きめにほぐし、しいたけは半分に切る。
2. フライパンにオリーブオイルを中火で熱し、1を2～3分炒める。全体に焼き色がついたら、小ねぎを加えて炒め合わせる。
3. Aで調味し、全体にからめる。

糖質 **1.8g** 91kcal　6分でできる

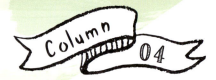

覚えておくと味がピタリと決まる！

糖質オフの かんたん

▶ 照り焼き味

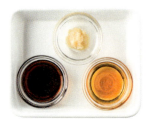

- しょうがのすりおろし
- しょうゆ
- みりん

鮭のしょうが照り焼き

材料（2人分）
生鮭…2切れ
塩、こしょう…各適量
A ┃ しょうが（すりおろし）…1かけ
　 ┃ しょうゆ…大さじ1
　 ┃ みりん…小さじ2
サラダ油…大さじ1/2

作り方
1. 鮭は水けをふき、塩、こしょうをふる。
2. フライパンにサラダ油を熱し、1の両面を2～3分焼く。余分な脂をふき、混ぜ合わせたAを加えて全体にからめる。

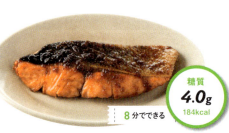

糖質 **4.0g** 184kcal
8分でできる

素材チェンジ！
豚こま切れ肉200g・牛こま切れ肉200g・かじき2切れ

▶ ごまマヨ味

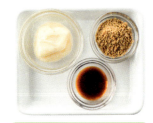

- マヨネーズ
- すりごま
- しょうゆ

ブロッコリーのごまマヨあえ

材料（2人分）
ブロッコリー…1/2株
A ┃ マヨネーズ…大さじ1と1/2
　 ┃ すりごま（白）…大さじ1
　 ┃ しょうゆ…小さじ1

作り方
1. ブロッコリーは小房に分け、熱湯で1～2分塩ゆで（分量外）し、水けをきる。
2. 混ぜ合わせたAで1をあえる。

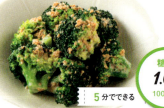

糖質 **1.0g** 100kcal
5分でできる

素材チェンジ！
ほうれん草1束（150g）・にんじん1本・ゆで卵2個

▶ ポン酢バター味

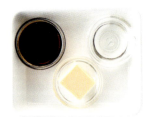

- バター
- 酒
- ポン酢しょうゆ

鶏肉のポン酢バター焼き

材料（2人分）
鶏もも肉…1枚
塩、こしょう…各少々
バター…10g
酒…大さじ1
ポン酢しょうゆ…大さじ1と1/2

作り方
1. 鶏肉は半分に切り、塩、こしょうをふる。
2. フライパンにバターを中火で熱し、1の皮目を下にして入れて2～3分焼く。裏返して酒をふり、弱めの中火でふたをして5～6分蒸し焼きにする。余分な脂をふき、ポン酢しょうゆを加えて全体にからめる。

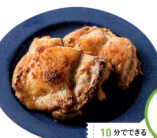

糖質 **1.5g** 306kcal
10分でできる

素材チェンジ！
豚バラ薄切り肉200g・生鮭2切れ・かじき2切れ

合わせ調味料

いつもと同じ味つけに飽きてしまい、ダイエットが長続きしない……。そんな人におすすめなのが糖質オフのかんたん合わせ調味料。一度組み合わせを覚えれば、素材を変えるだけでいろいろなおかずが楽しめます。

▶ みそにんにく味

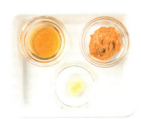

- にんにく
- みそ
- みりん

豚肉のみそにんにく炒め

材料（2人分）
豚こま切れ肉 … 200g
サラダ油 … 小さじ2
A │ にんにく（すりおろし）… ½かけ
　│ みそ … 大さじ1
　│ みりん … 小さじ2

作り方
1. フライパンにサラダ油を中火で熱し、豚肉を炒める。肉の色が変わったら、水大さじ1（分量外）をふり入れ、混ぜ合わせたAを加えて、汁けがなくなり、全体にからむまで炒める。

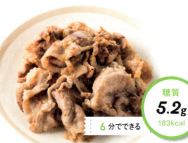

糖質 **5.2g** 183kcal
6分でできる

素材チェンジ！
鶏もも肉（ひと口大に切る）1枚・牛こま切れ肉 200g

▶ クリームチーズ味

- 白ワイン
- 生クリーム
- 粉チーズ
- 塩、こしょう

かじきのクリームチーズ煮

材料（2人分）
かじき … 2切れ
サラダ油 … 小さじ2
白ワイン … 大さじ1
A │ 生クリーム … ⅓カップ
　│ 粉チーズ … 大さじ1
　│ 塩、こしょう … 各適量

作り方
1. かじきは3～4等分に切って水けをふき、塩、こしょうを（分量外）ふる。
2. フライパンにサラダ油を中火で熱し、1の両面を2～3分焼く。
3. 白ワインをふり入れ、混ぜ合わせたAを加えて煮立てて、少しとろみがついたら火を止める。お好みでドライパセリをふる。

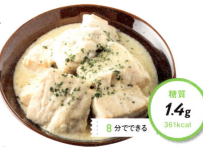

糖質 **1.4g** 361kcal
8分でできる

素材チェンジ！
鶏もも肉1枚（ひと口大に切る）・生鮭2切れ

▶ じゃこオイル味

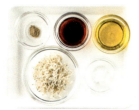

- オリーブオイル
- ちりめんじゃこ
- しょうゆ、塩、こしょう

ピーマンのじゃこ炒め

材料（2人分）
ピーマン … 4～5個
オリーブオイル … 大さじ1
ちりめんじゃこ … 大さじ2
A │ しょうゆ … 小さじ2
　│ 塩、こしょう … 各少々

作り方
1. ピーマンは乱切りにする。
2. フライパンにオリーブオイルを中火で熱し、1とちりめんじゃこを炒める。全体に油がなじんだら、Aで調味して全体にからめる。

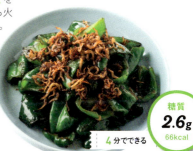

糖質 **2.6g** 66kcal
4分でできる

素材チェンジ！
チンゲン菜2株・キャベツ3～4枚（ともにざく切り）・セロリ½本（細切り）

▶ オイマヨ味

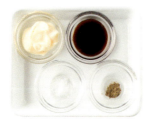

- マヨネーズ
- オイスターソース
- 塩、こしょう

えびのオイマヨ炒め

材料（2人分）
えび（殻つき）…8尾
サラダ油…小さじ2
A｜マヨネーズ…大さじ1
　｜オイスターソース…小さじ2
　｜塩、こしょう…各少々

作り方
1. えびは殻をむいて背わたを除き、片栗粉適量（分量外）でもんで洗い、水けをきる。
2. フライパンにサラダ油を中火で熱し、1を炒める。えびの色が変わったら混ぜ合わせたAを加えて炒め合わせる。

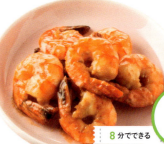

糖質 **1.5g** 141kcal
8分でできる

素材チェンジ！
豚こま切れ肉200g・
生鮭2切れ・かじき2切れ
（※魚はひと口大に切る）

▶ 塩ごま油味

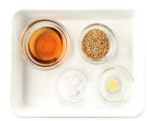

- にんにくのすりおろし
- ごま油
- いりごま（白）
- 塩

ほうれん草の塩ごま油あえ

材料（2人分）
ほうれん草…1束（150g）
A｜にんにく（すりおろし）…小½かけ
　｜ごま油…大さじ1と½
　｜いりごま（白）…大さじ1
　｜塩…小さじ⅓

作り方
1. ほうれん草は熱湯で1～2分塩ゆで（分量外）する。水にさらして水けを絞り、3～4cm長さに切る。
2. 混ぜ合わせたAで1をあえる。

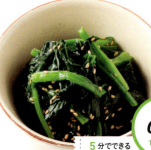

糖質 **0.8g** 125kcal
5分でできる

素材チェンジ！
チンゲン菜2株・豆もやし200g・生わかめ200g

▶ 青じそ梅オイル味

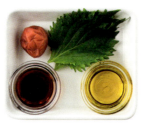

- 梅干し
- 青じそ
- オリーブオイル
- しょうゆ

ささみの青じそ梅オイルあえ

材料（2人分）
鶏ささみ…3本
酒…大さじ1
塩…少々
A｜梅干し（種を除いて包丁でたたく）
　｜青じそ（細かくちぎる）…3枚
　｜オリーブオイル…大さじ1
　｜しょうゆ…小さじ2

作り方
1. 耐熱容器に鶏ささみを入れて酒、塩をふり、ふんわりとラップをかけて電子レンジで2分30秒加熱する。裏返して同様に1分30秒加熱し、そのまま蒸らす。
2. 粗熱がとれたら食べやすい大きさにほぐし、混ぜ合わせたAであえる。

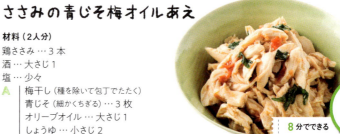

糖質 **1.3g** 136kcal
8分でできる

素材チェンジ！
ほうれん草1束（150g）・
さやいんげん9～10本・
アスパラガス4～5本
（※すべて塩ゆでして水けをきってからAであえる）。

PART.5

おなかにたまる！もの足りなさなし！

卵・豆製品のおかず

卵や豆製品は全体的に低糖質！良質なたんぱく質が豊富で、腹もちがよいのが特徴。中でも超低糖質な厚揚げはコクも食べごたえもあるので、とくにおすすめです。ここでは作りおきにもスピードおかずにもなるヘルシーメニューをご紹介します。

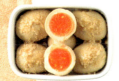
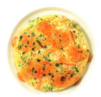

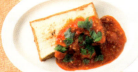

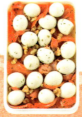
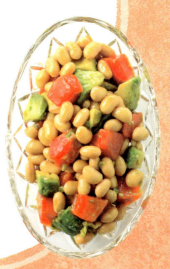

卵・うずら卵

✓ やせる作りおきのコツ！
味つけ卵は糖質がグンと上がらないように、**塩麹で甘みを足してしょうゆとごま油で漬けるだけ**。うずら卵は酢をきかせたマリネ液で長持ちさせます。

\ 休日は /

● やせる作りおき

かんたん♪

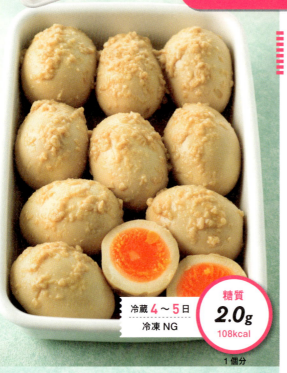

冷蔵 4～5日
冷凍 NG
糖質 **2.0g**
108kcal
1個分

▍ポリ袋で漬けると均一に味がしみます。
塩麹しょうゆ卵

材料（10個分）
卵 … 10個
A ┃ 塩麹 … 大さじ3
　┃ しょうゆ … 大さじ2
　┃ ごま油 … 小さじ2

作り方
1 卵は常温にもどし、かぶるくらいの水とともに鍋に入れ、中火にかける。沸騰したら弱火にして、6分30秒ゆでる。氷水に3分つけて冷やし、殻をむく。
2 ポリ袋にAを入れ、1の水けをふいて加え、なじませる。冷蔵庫でひと晩以上おく。

サラダ&マリネ

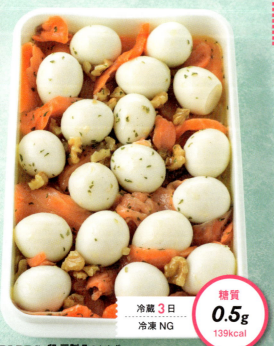

冷蔵 3日
冷凍 NG
糖質 **0.5g**
139kcal

▍小腹がすいたときにもおすすめです。
うずら卵とサーモンのマリネ

材料（6人分）
うずら卵水煮 … 18個
スモークサーモン（ひと口大に切る）… 80g
くるみ（無塩で素焼き・粗く割る）… 10g
A ┃ オリーブオイル … 大さじ3
　┃ 酢 … 大さじ1と1/2
　┃ 塩 … 小さじ1/3
　┃ 砂糖 … ふたつまみ
　┃ こしょう、ドライパセリ … 各少々

作り方
1 うずら卵は水けをよくふく。
2 ボウルにAを合わせてよく混ぜ、1、スモークサーモン、くるみを加えてあえる。

PART.5 卵・豆製品のおかず

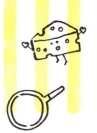
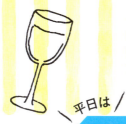

☑ **手早くやせるコツ！**

お肉も魚もないときに晩ごはんの主役になれる応援団。**卵炒めサラダはコンビーフと炒めてベビーリーフにのせるだけ**。かに玉は卵3個でボリューム満点に作ります。**少量のあんでも十分おいしい！**

\平日は/
🕒 **帰ってから作る**

■ ハムやウインナー、ベーコンでも！
コンビーフの卵炒めサラダ

材料（2人分）
卵…2個
コンビーフ（ほぐす）…½缶（50g）
ベビーリーフ…1袋

A｜オリーブオイル…小さじ2
　｜塩…少々

B｜牛乳…大さじ2
　｜塩、こしょう…各適量
オリーブオイル…小さじ2

作り方
1. ベビーリーフは水にさらしてパリッとさせ、Aであえて器に盛る。
2. ボウルに卵、Bを入れて溶きほぐし、コンビーフを加えて混ぜる。
3. フライパンにオリーブオイルを中火で熱し、2をスクランブルエッグ状になるまで炒め、1にのせる。

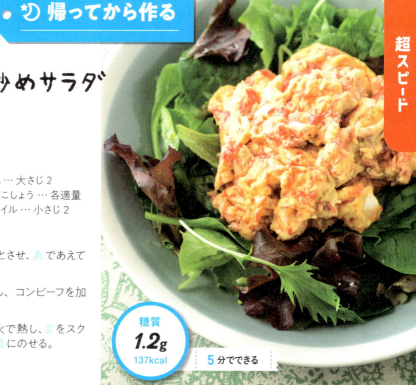

超スピード

糖質 **1.2g** 137kcal　5分でできる

■ 寿司酢と片栗粉は少なめにして糖質ダウン。
ラクチンかに玉

材料（2人分）
卵…3個

A｜小ねぎ（小口切り）…3本
　｜かに風味かまぼこ（ほぐす）…3本（30g）
　｜酒…大さじ1
　｜塩、こしょう…各適量
サラダ油…大さじ1と½

B｜水…¼カップ
　｜寿司酢…大さじ1
　｜しょうゆ…小さじ2
　｜片栗粉…小さじ1

作り方
1. ボウルに卵を入れてよく溶きほぐし、Aを加えてよく混ぜる。
2. フライパンにサラダ油を中火で熱し、1を混ぜながら丸く広げる。縁がかたまり、半熟状になったら皿などに移して裏返し、両面に焼き色をつけて器に盛る。
3. 2のフライパンをさっとふき、混ぜ合わせたBを入れて中火にかけ、とろみがついたら2にかける。

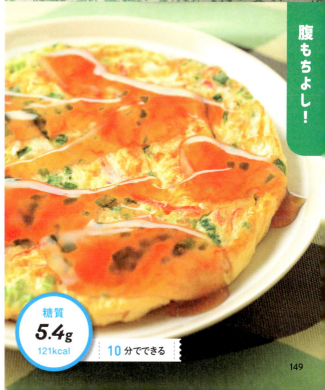

腹もちよし！

糖質 **5.4g** 121kcal　10分でできる

厚揚げ

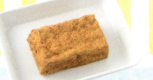

> **やせる作りおきのコツ！**
> 超低糖質でうまみのある厚揚げは作りおきにおすすめ。どちらの煮物も**熱湯で油抜きをすると、味がよくしみ込んで、おいしくなります**。

\休日は/
やせる作りおき

かんたん♪

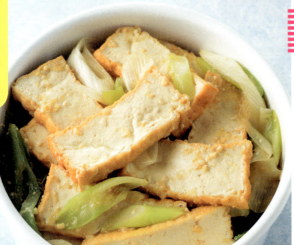

冷蔵 3〜4日 / 冷凍 NG
糖質 **4.8g** / 165kcal

ふわっとした食感が続きます。
厚揚げのみそしょうが煮

材料（4人分）

厚揚げ … 大1枚（350g）
長ねぎ（斜め薄切り）… ½本
A｜ だし汁 … 1と½〜2カップ
　｜ 酒、しょうゆ … 各大さじ1
　｜ みりん … 小さじ2
みそ … 大さじ1と½
しょうが（すりおろし）… 1かけ

作り方

1. 厚揚げは熱湯をまわしかけて油抜きをし、1cm幅に切る。
2. 鍋にA、1を入れて中火にかける。沸騰したら、弱めの中火にして落としぶたをし、7〜8分煮る。
3. 2にみそを溶き入れ、長ねぎ、しょうがを加え、煮汁が少し残るくらいまで2〜3分煮る。

冷凍にぴったり！

かんたんでボリューミー！

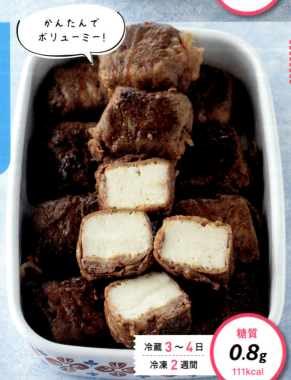

冷蔵 3〜4日 / 冷凍 2週間
糖質 **0.8g** / 111kcal

1個でも大満足！ 豚薄切り肉でもOK。
厚揚げの牛巻き煮

材料（12個分）

厚揚げ … 大1枚（350g）
牛もも薄切り肉 … 12枚（300g）
サラダ油 … 大さじ½
A｜ 水 … ½カップ
　｜ 酒、オイスターソース … 各大さじ1
　｜ みりん、しょうゆ … 各小さじ1
　｜ 鶏ガラスープの素 … 小さじ½

作り方

1. 厚揚げは熱湯をまわしかけて油抜きをし、水けをふいて12等分に切る。牛肉1枚を広げて厚揚げを等分にのせ、きつく巻く。全部で12個作る。
2. フライパンにサラダ油を中火で熱し、1の巻き終わりを下にして並べ、焼く。全体に焼き色がついたら、余分な脂をふき、混ぜ合わせたAを加えて弱火にし、ふたをして5〜6分煮る。

PART.5 卵・豆製品のおかず

> ☑ **手早くやせるコツ！**
> **面倒な厚揚げの油抜きは一切必要なし！** おかかじょうゆ炒めはうまみの強いベーコンをプラスします。厚揚げのステーキは同じフライパンで作れるソースでいただきます。

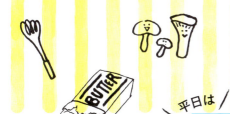

\ 平日は /
● 帰ってから作る

厚揚げのおかかじょうゆ炒め
厚揚げは先にこんがりと焼くのがコツ。

腹もちょよし！

材料（2人分）
厚揚げ…小1枚（200g）
スライスベーコン（2cm幅に切る）…3枚
ししとう（へたを除き、包丁で2～3カ所切り込みを入れる）…½パック
サラダ油…小さじ2
A｜酒、しょうゆ…各大さじ1
　｜顆粒和風だしの素…小さじ½
かつお節…1パック

作り方
1. 厚揚げはひと口大の三角形に切る。
2. フライパンに油を引かずに1を入れ、表面にこんがりと焼き色がつくまで弱めの中火で3～4分焼き、いったん取り出す。
3. 2のフライパンにサラダ油を中火で熱し、ししとう、ベーコンの順に2分炒める。2を戻し入れて炒め合わせ、Aで調味する。器に盛り、かつお節をのせる。

糖質 3.1g 332kcal　10分でできる

厚揚げのステーキトマトソース
にんにくとバターのコクうまトマトソース！

フライパン1つ

材料（2人分）
厚揚げ…小1枚（200g）
トマト（2cm角に切る）…1個
にんにく（みじん切り）…½かけ
オリーブオイル…小さじ2
塩、こしょう…各少々
しょうゆ…大さじ1
バター…小さじ2

作り方
1. 厚揚げは厚みを半分に切る。
2. フライパンに油を引かずに1の断面を下にして入れる。弱めの中火で両面に焼き色がつくまで4～5分焼き、器に盛る。
3. 2のフライパンにオリーブオイル、にんにくを入れて弱めの中火で熱し、香りが出たらトマト、塩、こしょうを加えて少しとろっとするまで炒める。しょうゆ、バターを加え、バターが溶けたら火を止め、2にかける。お好みでちぎった青じそをちらす。

糖質 4.7g 242kcal　10分でできる

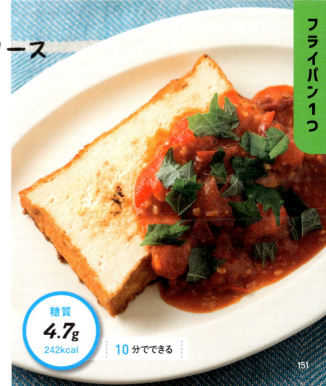

油揚げ

✅ **やせる作りおきのコツ！**
低糖質な食材を組み合わせた油揚げのさば缶詰め焼き。温め直しはトースターがおすすめ。油揚げの含め煮は甘さが控えめなのにコクがあっておいしいです！

\ 休日は /
🍲 **やせる作りおき**

かんたん♪

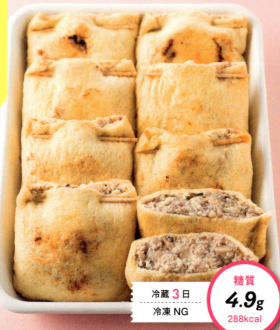

冷蔵 **3**日
冷凍 NG

糖質 **4.9g**
288kcal

▎みそとマヨネーズで間違いないおいしさ。
油揚げのさば缶詰め焼き

材料（4人分）

油揚げ…4枚

木綿豆腐…1丁(300g)
A
- さば水煮缶（缶汁をきる）…1缶(190g)
- 長ねぎ（みじん切り）…½本
- しょうが（すりおろし）…1かけ
- 片栗粉、マヨネーズ…各大さじ1
- みそ…大さじ1
- しょうゆ…小さじ2

作り方

1. 豆腐はペーパータオルで包み、電子レンジで3分加熱する。ペーパータオルを替えて重しをのせ、30分おく。
2. 油揚げは包丁の背でやさしくこすり、半分に切って破れないように袋状に開く。
3. A、1をよく混ぜ合わせ、2に等分に詰めて楊枝で留める。全部で8個作る。フライパンに油を引かずに入れ、弱めの中火で両面に焼き色がつくまで4〜5分焼く。

冷凍にぴったり！

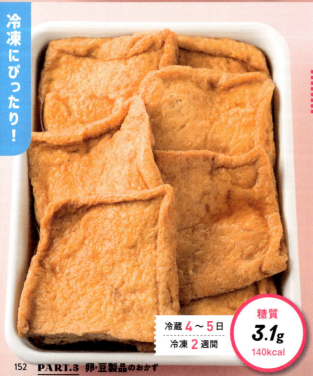

冷蔵 **4〜5**日
冷凍 **2**週間

糖質 **3.1g**
140kcal

▎おだしが油揚げにジュワッとしみて美味。
油揚げの含め煮

材料（6人分）

油揚げ…6枚

A
- だし汁…2カップ
- しょうゆ…大さじ2と½
- 砂糖…小さじ2と½

作り方

1. 油揚げは半分に切り、熱湯をまわしかけて油抜きをし、ざるにあげる。粗熱がとれたら水けをよく絞る。
2. 鍋か深めのフライパンにAを入れて中火にかけ、煮立ったら1を加えて落としぶたをし、弱めの中火で10〜12分煮る。そのまま冷ます。

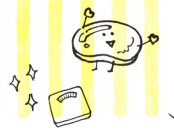

> ✓ **手早くやせるコツ！**
>
> 油揚げのねぎごま油あえは包丁いらずのスピードおかず。あと1品足りないときにぴったりです。油揚げのパニーニ風は、油揚げでハムとチーズをはさんで焼くだけ。「食べた！」という満足感が得られます。

\平日は/
帰ってから作る

超スピード

カリっと焼いてあえるだけ。
油揚げのねぎごま油あえ

材料（2人分）
油揚げ … 2枚
小ねぎ（キッチンばさみで2cm長さに切る）… 3〜4本
A｜ごま油、めんつゆ（3倍濃縮）… 各小さじ2
　｜塩、こしょう … 各適量

作り方
1. フライパンに油を引かずに油揚げを入れ、両面がカリッとするまで焼く。
2. キッチンばさみで1を乱切りにし、小ねぎ、Aとあえる。

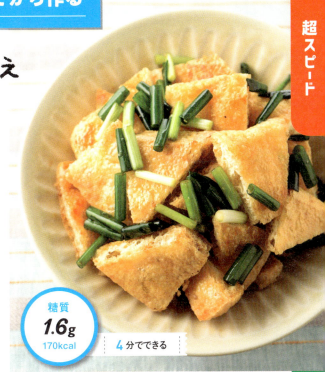

糖質 **1.6g** 170kcal　4分でできる

腹もちよし！

見た目のボリュームにも大満足！
油揚げのパニーニ風

材料（2人分）
油揚げ … 2枚
ハム … 4枚
青じそ … 4枚
スライスチーズ（半分に切る）… 2枚
こしょう … 適量
しょうゆ … 適量

作り方
1. 油揚げ1枚は3辺に切り込みを入れて開き、ハム2枚、青じそ2枚、スライスチーズの1枚を順にのせ、こしょうをふる。同様にもう1組作る。
2. フライパンに油を引かずに1を入れ、両面がカリッとして少しチーズが溶けるまで焼く。器に盛り、しょうゆをたらす。

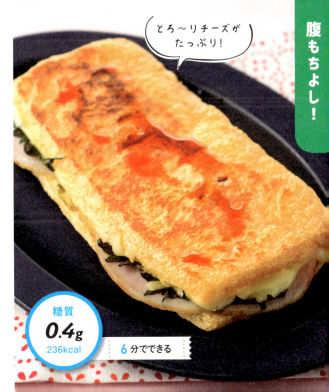

とろ〜りチーズがたっぷり！

糖質 **0.4g** 236kcal　6分でできる

蒸し大豆

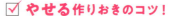

やせる作りおきのコツ！
水煮大豆に比べると蒸し大豆はうまみがギュッと詰まっていて作りおきにおすすめ。少量でも満足できるクリーム煮は魚おかずのつけ合わせにも◎。

休日は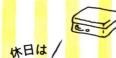
やせる作りおき

かんたん♪

酢大豆より食べやすくておいしい！
大豆のポン酢漬け

材料（4人分）
蒸し大豆 … 2パック（200g）
A｜水 … 1/2カップ
　｜ポン酢しょうゆ … 1/4カップ
ごま油 … 小さじ2

作り方
1. 耐熱容器にAを入れ、ラップをかけずに電子レンジで2分加熱し、ごま油を加えて混ぜる。
2. 1に蒸し大豆を加えて2時間以上漬ける。

冷蔵 4〜5日 / 冷凍 NG
糖質 **3.8g** / 128kcal

生クリームで時間がたってもしっとり！
大豆と鶏肉のクリーム煮

冷凍にぴったり！

材料（4人分）
蒸し大豆 … 2パック（200g）
鶏もも肉 … 1枚（300g）
玉ねぎ（粗みじん切り） … 1/2個
塩、こしょう … 各適量
オリーブオイル … 小さじ2
A｜水 … 1/2カップ
　｜酒 … 大さじ2
　｜顆粒コンソメスープの素 … 小さじ1/2
　｜生クリーム … 1/2カップ

作り方
1. 鶏肉は皮を除いて2cm角に切り、塩、こしょうを強めにふる。
2. フライパンにオリーブオイルを中火で熱し、玉ねぎを炒める。油がなじんでしんなりしてきたら、1を加えて色が変わるまで炒める。
3. 2にA、大豆を加えて5〜6分煮て、仕上げに生クリームを加え、塩、こしょう各適量（各分量外）で味をととのえる。お好みでドライパセリをふる。

冷蔵 4〜5日 / 冷凍 2週間
糖質 **5.7g** / 347kcal

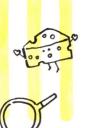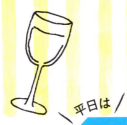

> ☑ **手早くやせるコツ！**
> 水っぽくなく、そのままでもおいしい蒸し大豆。**低糖質のお刺身やアボカドとあえるだけだから手軽！** 炒めるならハンパに残ったちくわとコクのあるバターで、風味よくパパッと仕上げます。

\平日は/
🕐 **帰ってから作る**

火を使わない！

■ 少量のにんにくで味わいアップ。
大豆とサーモンのポキ

材料（2人分）
蒸し大豆…1パック（100g）
サーモン（刺身用・1.5cm角に切る）… 50g
アボカド（1.5cm角に切る）… ½個
A ┃ しょうゆ… 大さじ1
　 ┃ ごま油… 大さじ½
　 ┃ にんにく（すりおろし）… 少々

作り方
1　ボウルに A を混ぜ合わせ、大豆、サーモン、アボカドを加えてあえる。

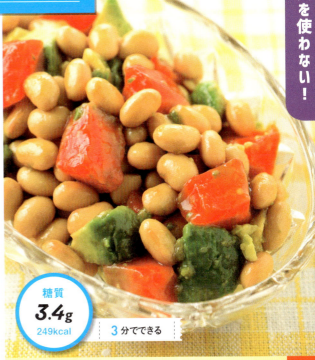

糖質 **3.4g** 249kcal　3分でできる

■ お弁当のおかずにもどうぞ！
大豆の赤じそふりかけ炒め

超スピード

材料（2人分）
蒸し大豆…1パック（100g）
ちくわ（斜め切り）… 2本
バター… 10g
赤じそふりかけ… 小さじ½

作り方
1　フライパンにバターを中火で熱し、大豆とちくわを炒める。バターがなじんだら、赤じそふりかけを加えて全体になじませる。

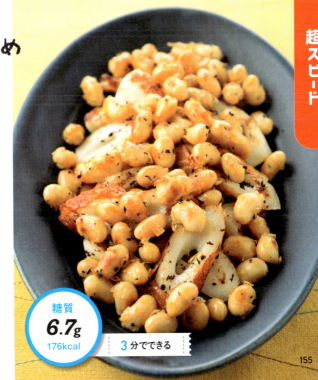

糖質 **6.7g** 176kcal　3分でできる

ミックスビーンズ・枝豆

休日は

やせる作りおきのコツ！
冷凍枝豆は両端を切ってたれに漬けると味がよくしみ込みます。少量でも腹もちのよいミックスビーンズは糖質の低いカリフラワーとマリネにします。

やせる作りおき

かんたん♪

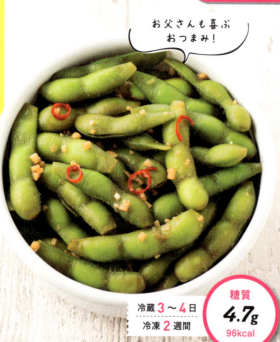

お父さんも喜ぶおつまみ！

手軽に作れるのに、味わい深い逸品。
枝豆のにんにくしょうゆ漬け

材料（4人分）
冷凍枝豆（さやつき）… 350g
A｜ しょうゆ … 大さじ3
　｜ 酒 … 大さじ2
　｜ みりん … 小さじ2
にんにく（みじん切り）… 1かけ
赤唐辛子（小口切り）… 1本

作り方
1. 鍋にAを合わせて中火にかけ、ひと煮立ちしたら火を止めてにんにく、赤唐辛子を加える。
2. 枝豆は流水で解凍し、さやの両端を切って水けをふく。
3. 1に2を加えて漬け、冷蔵庫で2時間以上おく。

冷蔵 3〜4日
冷凍 2週間
糖質 **4.7g** 96kcal

サラダ&マリネ

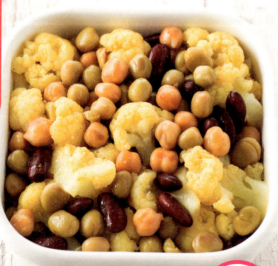

カレー風味のスパイシーなマリネ。
豆とカリフラワーのマリネ

材料（4人分）
ミックスビーンズ（ドライパック）… 2パック（100g）
カリフラワー（小房に分ける）… 1/3株〜1/2株
A｜ オリーブオイル … 大さじ2
　｜ 酢 … 大さじ1
　｜ カレー粉 … 小さじ1
　｜ はちみつ … 小さじ1/2
　｜ 塩 … 小さじ1/2
　｜ こしょう、顆粒コンソメスープの素 … 各少々

作り方
1. Aは混ぜ合わせておく。
2. 沸騰した湯でカリフラワーを3〜4分塩ゆで（分量外）し、水けをよくきる。
3. 1に2、ミックスビーンズを加えてあえる。

冷蔵 3〜4日
冷凍 2週間
糖質 **6.2g** 105kcal

PART.5 卵・豆製品のおかず

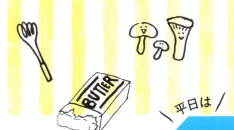

☑ **手早くやせるコツ！**
ゆで枝豆に飽きたら、冷凍枝豆でバターじょうゆ炒めはいかが？ **スピードおつまみにもなります**。加熱済みのミックスビーンズは低糖質なセロリやブロッコリースプラウトとあえてサラダに。

\平日は/
🔪 **帰ってから作る**

超スピード

枝豆を炒めて香ばしさをプラス。
枝豆のバターじょうゆ炒め

材料（2人分）
冷凍枝豆（さやつき）… 200g
バター … 10g
A ┃ 酒 … 大さじ1
  ┃ しょうゆ … 小さじ2
  ┃ こしょう … 適量

作り方
1 枝豆は流水で解凍し、水けをきる。
2 フライパンにバターを中火で熱し、1を炒める。焼き色がついてきたら、Aを加えて炒め合わせる。

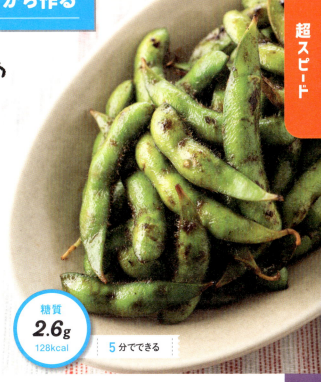

糖質 **2.6g** 128kcal　5分でできる

火を使わない！

チーズは冷蔵庫にあるもので大丈夫！
豆とセロリのチーズサラダ

材料（2人分）
ミックスビーンズ（ドライパック）… 1パック（50g）
クリームチーズ（個包装タイプ・4等分に切る）… 3個
セロリ（筋を取り、1.5cm角に切る）… 1/2本
ブロッコリースプラウト（3等分に切る）… 1/2パック
A ┃ オリーブオイル … 大さじ2
  ┃ 酢 … 小さじ2
  ┃ 砂糖 … ひとつまみ
  ┃ 塩、こしょう … 各適量

作り方
1 ボウルにAを混ぜ合わせる。
2 1にミックスビーンズ、セロリ、ブロッコリースプラウトを加えて混ぜ、クリームチーズを加えてざっと混ぜる。

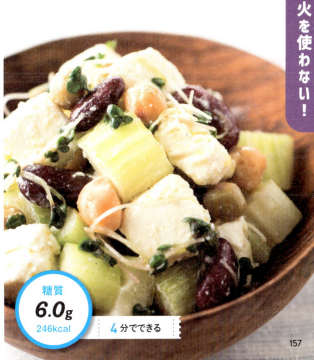

糖質 **6.0g** 246kcal　4分でできる

Colmun 05

平日は 帰ってから作る

ほぼ10分で作れる！

糖質オフの

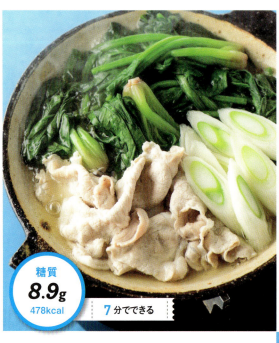

糖質 8.9g
478kcal
7分でできる

さっと火が通るものばかり！煮すぎに注意！

常夜鍋

材料（1人分）
豚しゃぶしゃぶロース用肉…120g
ほうれん草（3等分に切る）…½束（150g）
長ねぎ（斜め薄切り）…½本
A｜ だし汁…1と½カップ
　　酒…大さじ1
　　塩…少々
B｜ ポン酢しょうゆ…大さじ2
　　ごま油…小さじ2

作り方
1. 鍋にAを入れて中火にかけ、煮立ったら長ねぎ、ほうれん草、豚肉の順に入れて煮る。全体に火が通ったら、Bをつけながら食べる。

まろやかな口当たり！何度も作りたくなります。

チキン豆乳コンソメ鍋

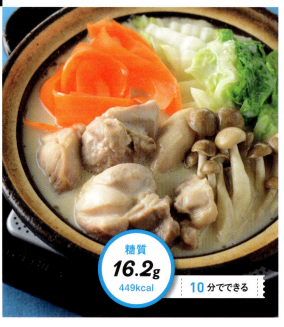

糖質 16.2g
449kcal
10分でできる

材料（1人分）
鶏もも肉（ひと口大に切る）…½枚
白菜（ざく切り）…3枚
にんじん（ピーラーで薄くむく）…⅓本
しめじ（石づきを除いて小房に分ける）…½袋
A｜ 水…1カップ
　　酒、しょうゆ…各大さじ1
　　顆粒コンソメスープの素…小さじ1
無調整豆乳…1カップ

作り方
1. 鍋にAを入れて中火にかけ、煮立ったら鶏肉を加えて2〜3分煮る。
2. 1に白菜、にんじん、しめじ、豆乳を加え、野菜に火が通るまで2〜3分煮る。

ラクチン小鍋

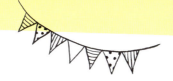

なんにも作りたくない！という日に小鍋はいかが？ ひと鍋でたんぱく質と野菜がとれて、しかも糖質が控えめだから安心して食べられます。材料も身近に手に入るものばかり！ 晩ごはんや食べすぎた翌日などにぜひ作ってみてください。

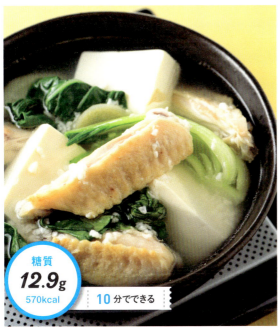

糖質 12.9g
570kcal
10分でできる

手羽中を先に焼いてから煮るとうまみ倍増！
手羽中と豆腐の塩麹鍋

材料（1人分）

鶏手羽中（切り込みを入れる）…4〜6本
絹ごし豆腐（4等分に切る）…½丁（150g）
チンゲン菜（葉と茎に分け、茎は縦4等分に切る）…1株
サラダ油…小さじ1
A ┃ 水…1と½カップ
　┃ しょうが（薄切り）…1枚
　┃ 塩麹…大さじ2
ゆずこしょう…適量

作り方

1. 鍋にサラダ油を中火で熱し、鶏手羽中を入れ、表面にこんがりと焼き色がつくまで焼く。
2. 1にAを加えて3〜4分煮る。豆腐、チンゲン菜の茎、葉の順に加え、野菜に火が通るまで2〜3分煮る。ゆずこしょうをつけて食べる。

低糖質なもやしがどっさり！豆板醤で代謝もアップ。
担担鍋

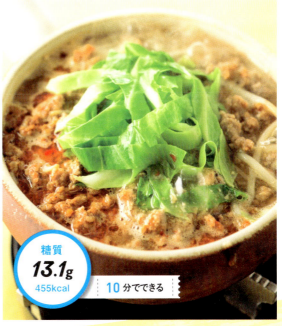

糖質 13.1g
455kcal
10分でできる

材料（1人分）

豚ひき肉…120g
もやし（ひげ根を取る）…½袋（100g）
キャベツ（細切り）…大2枚
にんにく（みじん切り）…½かけ
しょうが（みじん切り）…½かけ
ごま油…大さじ½
豆板醤…小さじ1
A ┃ すりごま（白）…大さじ2
　┃ みそ、しょうゆ、酒…各大さじ1
B ┃ 水…1カップ
　┃ 鶏ガラスープの素…小さじ1

作り方

1. 鍋にごま油を中火で熱し、にんにく、しょうがを炒める。香りが出たらひき肉を加え、肉の色が変わったら、豆板醤を加え、Aも加えてほぐしながら炒める。
2. Bを加え、沸騰直前まで煮たら、もやしを加えてふたをして1〜2分煮る。キャベツをのせ、少ししんなりするまで1〜2分煮る。

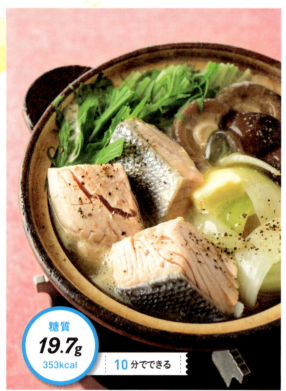

▎バターは最後に加えて風味とコクをプラス。

鮭バターみそ鍋

材料（1人分）
生鮭（3等分に切る）…大1切れ
玉ねぎ（くし形切りにしてほぐす）…½個
水菜（ざく切り）…½束
しいたけ（軸を除いて半分に切る）…2個
A ┃ だし汁…1と½カップ
　 ┃ みそ…大さじ1と½
　 ┃ 酒…大さじ1
　 ┃ みりん…小さじ1
バター…10g
粗びき黒こしょう…適量

作り方
1. 鍋に玉ねぎ、しいたけ、鮭を並べ、混ぜ合わせたAを注ぐ。
2. 中火にかけてふたをし、ある程度鮭に火が通ったら、水菜を加え、仕上げにバターをのせ、粗びき黒こしょうをふる。

糖質 **19.7g**　353kcal　10分でできる

▎低糖質の油揚げでボリュームアップ。

かきと油揚げのコクうま鍋

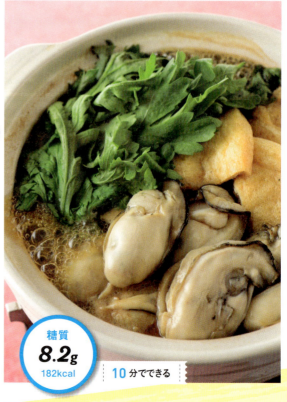

材料（1人分）
牡蠣（加熱用）…4～6個
春菊（葉は摘み、茎は半分に切る）…100g
油揚げ（3角形に切る）…1枚
A ┃ 水…1と½カップ
　 ┃ オイスターソース…大さじ1
　 ┃ 顆粒和風だしの素、しょうゆ…各小さじ1

作り方
1. 牡蠣は塩水（分量外）でやさしくふり洗いし、水けをよくふく。
2. 鍋にAを入れて中火にかけ、煮立ったら1を加えて2～3分煮る。春菊の茎、葉、油揚げの順に加え、ふたをして1～2分煮る。

糖質 **8.2g**　182kcal　10分でできる

PART.6

心も体も満たされ、ダイエットを後押し！

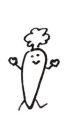

食べるスープ

||||||||||||||||||||||||||||||||||||||||||||||||||||||||||||||||

食べるスープはまるごと栄養がとれるうえ、
食材をよく噛むので満足感が得られやすく、ダイエット効果も高まります。
ここでは休日に作っておきたい具だくさんのスープと、
帰ってからすぐできる汁物をご紹介します。
どれもかんたんで糖質が少なめです。

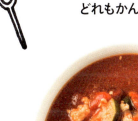

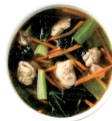

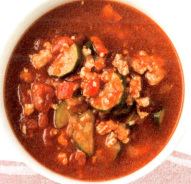

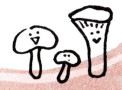

栄養満点スープ

\休日は/
🍲 やせる作りおき

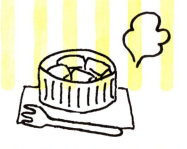

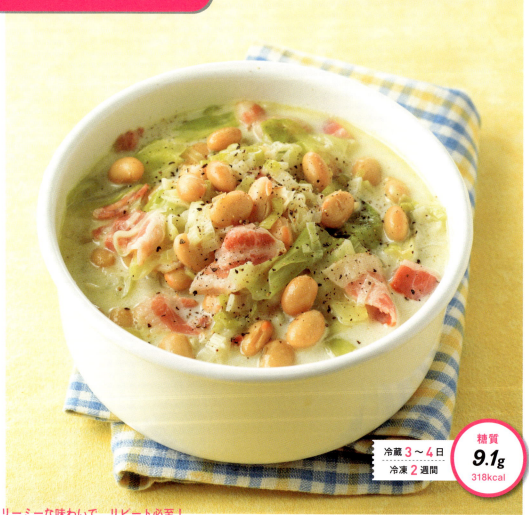

冷蔵 **3～4日**
冷凍 **2週間**

糖質 **9.1g**
318kcal

■ クリーミーな味わいで、リピート必至！
炒め長ねぎのクリームスープ

材料（4人分）
長ねぎ … 3本
蒸し大豆 … 1パック（100g）
キャベツ … ¼個
スライスベーコン … 4枚
バター … 20g

A ｜ 水 … 2と½カップ
　　 顆粒コンソメスープの素
　　　… 小さじ2
　　 生クリーム … ½カップ
　　 塩、粗びき黒こしょう
　　　… 各適量

作り方

1 長ねぎは斜め薄切り、キャベツは小さめのざく切り、ベーコンは2cm幅に切る。

2 鍋にバターを弱めの中火で熱し、長ねぎを焦がさないように3～4分炒める。

3 キャベツ、ベーコンを加えて2分炒め、A、大豆を加えて弱火にし、ふたをして10分ほど煮る。生クリームを加えて煮立たせないように温め、塩、粗びき黒こしょうで味をととのえる。

> ☑ **やせる作りおきのコツ！**
> クリームスープは**長ねぎをバターでじっくり炒めて甘みを引き出し、糖質が低めの生クリームで味わいよく仕上げます**。豚汁は肉や野菜からおいしいだしが出るので水で煮ます。トマトスープは**低糖質のズッキーニを加えるとボリュームが出て食べごたえがアップ**。どのスープも煮すぎないように注意しましょう。

■ 豚肉はコクのあるバラ肉がおすすめです。

具だくさん豚汁

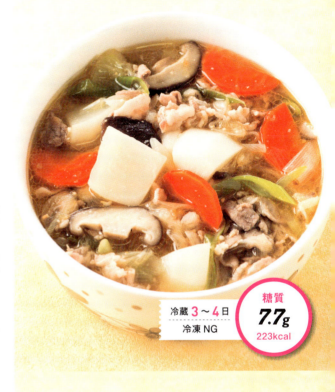

冷蔵 3〜4日
冷凍 NG

糖質 **7.7g**
223kcal

材料（4人分）

豚バラ薄切り肉…150g
にんじん…1/3本
かぶ…2個
しいたけ…4個
長ねぎ…1本
ごま油…小さじ2
水…4カップ
みそ…大さじ3と1/2

作り方

1. 豚肉は2cm幅に切り、にんじんは半月切り、かぶはひと口大に乱切りにする。しいたけは石づきを除いて薄切り、長ねぎは斜め薄切りにする。
2. 鍋にごま油を中火で熱し、豚肉を炒める。肉の色が変わってきたら、にんじん、かぶ、しいたけ、長ねぎの順に加えて炒め合わせる。
3. 水を加え、煮立ったらアクを除き、半量のみそを溶き入れて3〜4分煮る。仕上げに残りのみそを溶き入れてひと煮立ちさせる。

■ ズッキーニはアクを除いてから入れると美味。

鶏ひきとズッキーニのトマトスープ

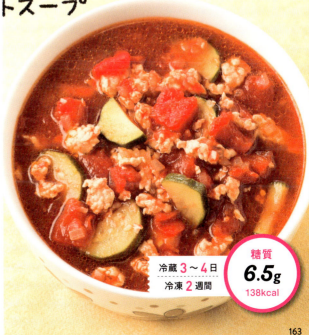

冷蔵 3〜4日
冷凍 2週間

糖質 **6.5g**
138kcal

材料（4人分）

鶏むねひき肉…150g
ズッキーニ…1本
玉ねぎ（粗みじん切り）…1/2個
にんにく（みじん切り）…1/2かけ
オリーブオイル…大さじ1

A｜水…2カップ
　｜トマト水煮缶（カットタイプ）…1缶（400g）
　｜顆粒コンソメスープの素…小さじ2

砂糖、塩…各小さじ1/4
こしょう…適量

作り方

1. ズッキーニは7mm幅の半月切りにし、塩小さじ1/2（分量外）をふり、10分おいて水けをおさえる。
2. 鍋にオリーブオイル、にんにくを中火で熱し、香りが出てきたら玉ねぎを加えて炒める。
3. 玉ねぎが透き通ってきたらひき肉を炒め、肉の色が変わったら、1を加えて炒め合わせる。Aを加えて弱火にし、ふたをして3〜4分煮る。塩、こしょう、砂糖で味をととのえる。

栄養満点スープ

\ 休日は /
🍲 やせる作りおき

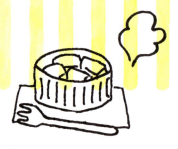

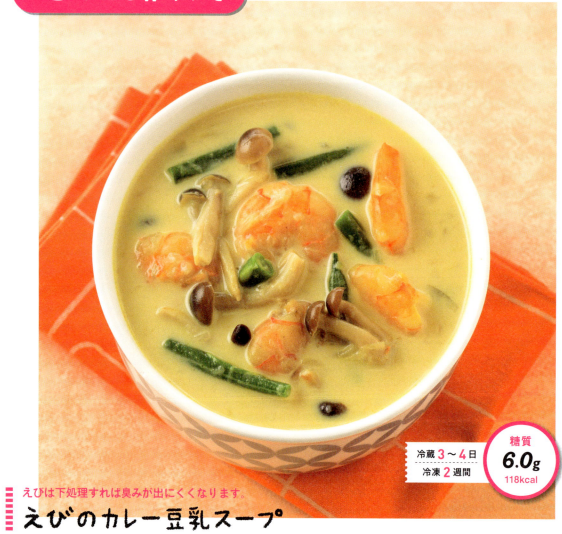

冷蔵 3〜4日
冷凍 2週間

糖質 **6.0g**
118kcal

えびは下処理すれば臭みが出にくくなります。
えびのカレー豆乳スープ

材料(4人分)

- えび(殻つき)…12尾
- 玉ねぎ(薄切り)…1個
- しめじ(石づきを除いて小房に分ける)…1袋
- さやいんげん…5〜6本
- サラダ油…大さじ1
- 塩、こしょう…各適量
- 白ワイン…大さじ1
- A
  - 水…1と1/2カップ
  - 顆粒コンソメスープの素…小さじ1と1/2
  - カレー粉…小さじ1
- 無調整豆乳…3/4カップ

作り方

1. えびは殻をむいて背わたを除き、片栗粉大さじ1(分量外)でもんでよく洗い、水けをふく。さやいんげんは熱湯で2〜3分塩ゆでし(分量外)、水けをきって3〜4等分に切る。

2. 鍋にサラダ油を中火で熱し、玉ねぎ、しめじを炒める。玉ねぎが透き通ってきたらえびを加え、塩、こしょうをふり、白ワインをふり入れ、アルコールをとばす。

3. Aを加え、沸騰したら弱火でふたをし、10分煮る。豆乳、さやいんげんを加えて煮立たせないように温め、塩、こしょう各適量(各分量外)で味をととのえる。

> ☑ **やせる作りおきのコツ！**
> カレー豆乳スープは**無調整タイプの豆乳を使い、加えたら煮立たせないように温めます**。和風スープはほたて缶を缶汁ごと使ってうまみのギュッと詰まった味わいに。ジンジャースープは**しょうがをたっぷり効かせます**。代謝アップにつながり、太りにくい体に近づけます。

■ エリンギは食物繊維が豊富で歯ごたえも◎。
ほたて缶とエリンギの和風スープ

材料（4人分）
ほたて水煮缶 … 1缶 (180g)
エリンギ … 大2本
白菜 … 5～6枚
冷凍枝豆 (さやつき) … 100g
だし汁 … 3カップ
A│ しょうゆ … 小さじ2
 │ 塩、ゆずこしょう
 │ … 各小さじ¼
 │ こしょう … 適量

作り方
1. 枝豆は流水で解凍し、さやから出して薄皮をむく。エリンギは縦半分に切り、白菜は芯は細切り、葉はざく切りにする。
2. 鍋にだし汁、ほたて缶を缶汁ごと入れて中火にかけ、煮立ったら白菜の芯、エリンギ、白菜の葉の順に加えて2～3分煮る。
3. 枝豆を加えて1～2分煮て、Aで調味する。

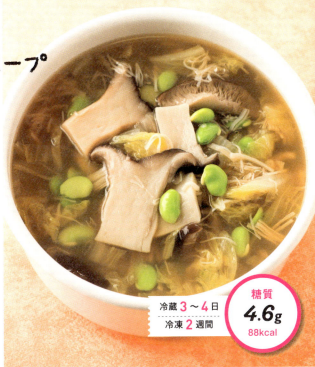

冷蔵 3～4日　冷凍 2週間
糖質 **4.6g**　88kcal

■ 野菜は時間差で煮て食感が残るようにします。
鶏肉のジンジャースープ

材料（4人分）
鶏もも肉 … 1枚
小松菜 … ½束
にんじん … ½本
塩、こしょう … 各適量
サラダ油 … 小さじ2
A│ 水 … 4カップ
 │ 鶏ガラスープの素 … 小さじ2
しょうが (すりおろし) … 大2かけ
しょうゆ … 小さじ1と½
塩、こしょう … 各適量

作り方
1. 鶏肉は小さめのひと口大に切り、塩、こしょうをふる。小松菜は4cm長さに切り、にんじんは細切りにする。
2. 鍋にサラダ油を中火で熱し、鶏肉を炒める。肉の色が変わったら、にんじんを加えて炒め、油がなじんだらAを加えて2～3分煮る。
3. 沸騰したらアクを除き、小松菜の茎、葉の順に加えて1～2分煮る。しょうがを加え、しょうゆ、塩、こしょうで味をととのえる。

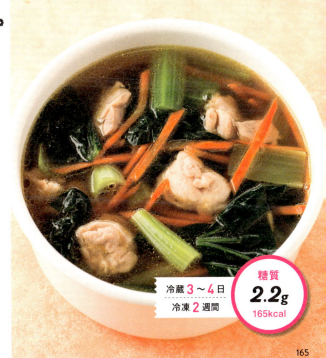

冷蔵 3～4日　冷凍 2週間
糖質 **2.2g**　165kcal

みそ汁・スープ

\平日は/
🌙 帰ってから作る

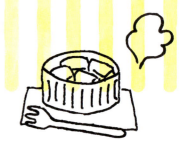

■ さば缶の缶汁をだし代わりに使って。
さば缶と長ねぎのみそ汁

材料（2人分）
さば水煮缶…1缶（180g）
長ねぎ（小口切り）…½本
水…1と½カップ
みそ…大さじ1と½
しょうが（せん切り）…½かけ

作り方
1. 鍋に水、さば缶の缶汁を入れて火にかけ、煮立ったらさばを加える。
2. 1にみそを溶き入れ、煮立つ直前に長ねぎを加えて火を止める。器に盛り、しょうがを添える。

糖質 **5.0g** 207kcal　4分でできる

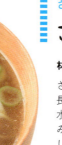

■ もやしをごま油で炒めると風味がアップ。
もやしのみそ汁

材料（2人分）
もやし（ひげ根を取る）…½袋（100g）
ごま油…小さじ2
だし汁…1と½カップ
みそ…大さじ1と½
七味唐辛子…少々

作り方
1. 鍋にごま油を中火で熱し、もやしを強火で30秒ほど炒める。
2. 1にだし汁を加えて強火にかけ、煮立ったら中火で2分煮る。
3. みそを溶き入れ、煮立つ直前で火を止める。器に盛り、七味唐辛子をふる。

糖質 **4.3g** 74cal　4分でできる

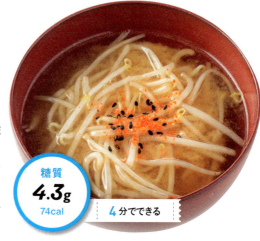

■ とろっとしたアボカドがみそにぴったり。
アボカドの粉チーズみそ汁

材料（2人分）
アボカド…1個
玉ねぎ（薄切り）…½個
だし汁…1と½カップ
みそ…大さじ1と½
粉チーズ…大さじ1

作り方
1. アボカドは種と皮を除いて2cm角に切る。
2. 鍋にだし汁を入れ、煮立ったら玉ねぎを加えて2分煮る。
3. みそを溶き入れて1を加え、ふつふつとしてきたら火を止める。器に盛り、粉チーズをふる。

糖質 **7.8g** 174kcal　4分でできる

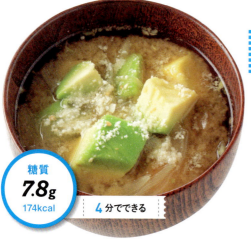

> ☑ **手早くやせるコツ！**
> 温かいみそ汁やスープは体を温め、腹もちがよくなるのでダイエットにおすすめ。
> **もやし、さば水煮缶、アボカド、卵、豆苗、えのきたけなどは火の通りが早く、低糖質で食べごたえもある**ので具材に迷ったら、積極的に取り入れましょう。

うまみが強い豆苗でおいしく糖質オフ！
豆苗の洋風スープ温玉のせ

材料（2人分）
- 豆苗（2cm長さに切る）…1パック
- スライスベーコン（1cm幅に切る）…2枚
- オリーブオイル…小さじ1
- 水…1と½カップ
- 顆粒コンソメスープの素…小さじ1
- 塩、こしょう…各少々
- 温泉卵…2個

作り方
1. 鍋にオリーブオイルを熱し、ベーコン、豆苗を1～2分炒める。
2. 1に水を加えて煮立ったらコンソメスープの素も加え、塩、こしょうで味をととのえる。器に盛り、温泉卵をのせる。

糖質 **1.0g** 129kcal　4分でできる

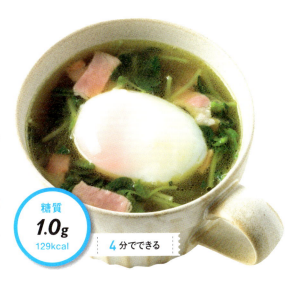

代謝アップに欠かせないお酢を加えて。
簡単サンラータン

材料（2人分）
- ミニトマト（縦半分に切る）…6個
- 溶き卵…1個分
- A
  - 水…1と½カップ
  - 黒酢（または酢）…大さじ1
  - 鶏ガラスープの素、しょうゆ…各小さじ1
  - 塩、こしょう…各少々
- ラー油、小ねぎ…各少々

作り方
1. 鍋にAを入れて火にかけ、煮立ったらミニトマトを加える。
2. 再び煮立ったら、溶き卵をまわし入れて火を止める。器に盛り、ラー油をふり、小ねぎを飾る。

糖質 **4.2g** 82kcal　4分でできる

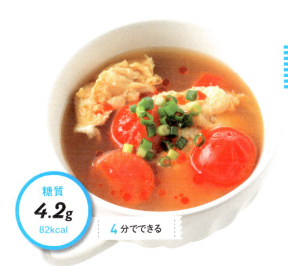

たらこバターがおいしさの秘けつ！
えのきのたらこバタースープ

材料（2人分）
- えのきたけ（根元を切り落とし、2cm幅に切る）…1袋
- 甘塩たらこ（薄皮から身をこそげ出す）…½本
- バター…10g
- 水…1と½カップ
- 顆粒コンソメスープの素…小さじ1

作り方
1. 鍋にバターを中火で熱し、えのきたけを炒める。油がまわったら、たらこを加えて1分炒める。
2. 1に水、コンソメスープの素を加え、煮立ったら火を止める。器に盛り、お好みでカイワレ菜を飾る。

糖質 **2.4g** 62kcal　4分でできる

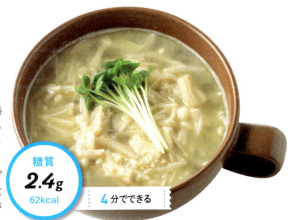

Column 06

休日は **やせる作りおき**

甘さ控えめの

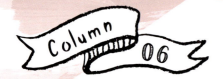

すりおろしりんごで甘酸っぱく仕上げます。

りんごのベイクドチーズケーキ

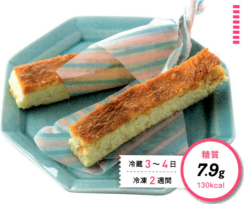

冷蔵 3〜4日　冷凍 2週間
糖質 7.9g 130kcal
1/8 切れ分

材料（約 26×16×深さ 3cm の バット 1 台分）
- クリームチーズ（室温にもどす）…200g
- りんご（皮ごとすりおろす）…1個
- A ┃ レモン汁 … 大さじ 1
    ┃ 砂糖 … 小さじ 2
- 溶き卵 … 1個分
- 砂糖 … 小さじ 1
- 薄力粉 … 大さじ 2

作り方
1. フライパンにりんごを入れて中火にかけ、水分をとばしながら 3 分炒める。火を止め、A を順に加えて混ぜ、冷ます。
2. ボウルにクリームチーズを入れ、泡立て器でなめらかな状態にする。溶き卵、砂糖を加えてよく混ぜる。**1** を加えてさらに混ぜ、薄力粉も加えて混ぜる。
3. バットにオーブンシートを敷き、**2** を流し入れる。170℃に予熱したオーブンで 30〜35 分焼く。

口の中でふわっととろける感じはやみつきです。

ブルーベリーのセミフレッド

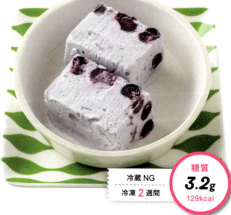

冷蔵 NG　冷凍 2週間
糖質 3.2g 129kcal
1/8 量分

材料（約 20×14×深さ 4cm の 容器 1 台分）
- 冷凍ブルーベリー … 100g
- 砂糖 … 小さじ 2
- レモン汁 … 小さじ 1
- A ┃ 生クリーム … 200ml
    ┃ 砂糖 … 小さじ 1
- 卵白 … 2個分

作り方
1. 耐熱容器にブルーベリーを入れ、砂糖をまぶす。ふんわりとラップをかけて電子レンジで 2 分加熱し、レモン汁を混ぜてそのまま冷ます。
2. ボウルに A を入れ、ハンドミキサーか泡立て器で 9 分立てになるまで泡立てる。
3. 別のボウルに卵白を入れ、ハンドミキサーか泡立て器でかためのメレンゲを作る。**2** に **1** を混ぜ、さらにメレンゲを加えてさっくりと混ぜる。容器に移し、冷凍庫で 4 時間以上冷やしかためる。

仕上げのクリームに少量の甘みを加えるのがコツ。

大人のコーヒーゼリー

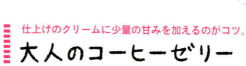
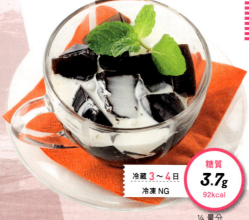

冷蔵 3〜4日　冷凍 NG
糖質 3.7g 92kcal
1/4 量分

材料（約 20×14×深さ 4cm の 容器 1 台分）
- インスタントコーヒー（粉末）… 大さじ 3
- 熱湯 … 500ml
- 粉ゼラチン … 10g
- 水 … 大さじ 4
- A ┃ 生クリーム … 大さじ 4
    ┃ 砂糖 … 小さじ 1

作り方
1. 小さめの容器に水を入れ、粉ゼラチンをふり入れ、ふやかす。
2. ボウルに熱湯を入れてインスタントコーヒーを加えて溶かす。**1** も加えてよく混ぜ、ゼラチンを溶かす。氷水をあてながらとろみがつくまで冷やす。
3. 容器に流し入れ、冷蔵庫で 2 時間以上冷やす。食べやすい大きさに切り、ざっと混ぜた A をかけ、お好みでミントを添える。

絶品スイーツ

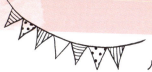

人工甘味料は使わず、甘みをぎりぎりまで抑えた糖質少なめのスイーツ。1日にスイーツでとってよい糖質量は 10g ぐらいが目安です。ストレスをためずに楽しくダイエットしましょう。

> 平日は
> 帰ってから作る

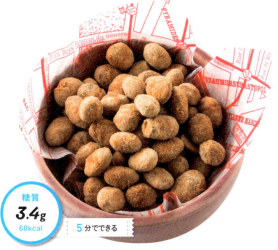

糖質 **3.4g** 68kcal　5分でできる　¼量分

甘しょっぱさが最高！ おつまみにもなります。
炒り大豆きなこ

材料（作りやすい分量）
炒り大豆…50g
A｜砂糖…小さじ2
　｜塩…小さじ¼
　｜水…大さじ1
きなこ…大さじ1

作り方
1. 小鍋か小さめのフライパンにAを入れて火にかける。ぷくぷくとしてきたら大豆を加え、1〜2分混ぜ続ける。
2. きなこを加え、手早く混ぜ合わせる。

スパイシーな黒こしょうがびっくりするほどマッチ！
いちごのカマンベールチーズのせ

材料（2人分）
いちご…大2粒
カマンベールチーズ
　（個包装タイプ）…2個
はちみつ…小さじ1
粗びき黒こしょう…適量

作り方
1. いちごとカマンベールは横半分に切る。
2. いちごの断面にカマンベールチーズの断面を貼りつけ、楊枝で留める。はちみつをかけ、粗びき黒こしょうをふる。

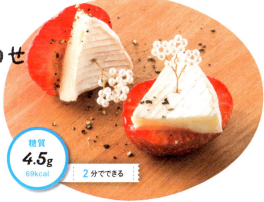

糖質 **4.5g** 69kcal　2分でできる

高カカオのチョコレートを使って。
ミックスナッツチョコ

材料（6個分）
ミックスナッツ（無塩で素焼き）…60g
高カカオチョコレート（カカオ分70％）…40g

作り方
1. チョコレートは粗く刻んで耐熱容器に入れ、ラップをかけずに電子レンジで40〜50秒加熱して溶かす。
2. 1にミックスナッツを加えてすばやく混ぜる。
3. バットにオーブンシートを敷き、1を6等分にして間隔を空けて丸く並べ、冷凍庫で10分冷やす。※余ったものは冷蔵4〜5日、冷凍で2週間保存可能。

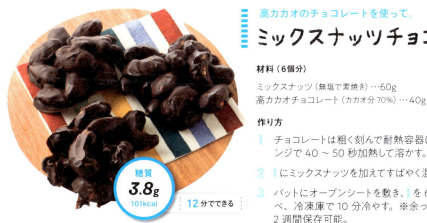

糖質 **3.8g** 101kcal　12分でできる　1個分

素材別さくいん

〈肉〉

合いびき肉
中華風肉みそ……………………………………54
ミートボールのクリーム煮……………………54
ハンバーグのアボカドソース…………………55
ひき肉とブロッコリーのレンジ炒め…………55
きのこのミートソースパスタ…………………96
なすとひき肉のカレーマヨ炒め………………121

牛肉
牛こまとキムチのマリネ………………………42
牛肉のポン酢マリネ……………………………42
牛こまのステーキ風……………………………43
牛肉とセロリの白ワイン煮……………………43
牛肉のチャプチェ風……………………………44
牛こまボールのしょうゆ煮……………………44
牛肉とかぶの梅バター炒め……………………45
牛肉と糸こんにゃくのすき煮…………………45
牛巻きカツ………………………………………46
ビーフストロガノフ風…………………………46
牛肉とレタスの焼きサラダ……………………47
牛肉と小ねぎのごま油あえ……………………47
牛肉と玉ねぎの粒マスタードマリネ…………48
焼き肉とアスパラの漬け込み…………………48
牛肉のスタミナ炒め……………………………49
レンジチンジャオロースー……………………49
牛肉と豆もやしの炊き込みごはん……………92
きのことしらたきの牛丼………………………93
牛肉のガーリックバターライス………………95
きゅうりと牛肉の中華炒め……………………125
厚揚げの牛巻き煮………………………………150

砂肝
砂肝のしょうゆ漬け……………………………87

鶏肉
ジンジャー照り焼きチキン……………………18
ジューシーサラダチキン………………………18
鶏のマヨから揚げ………………………………19
鶏肉としめじのポン酢煮………………………19
鶏肉の豆乳クリーム煮…………………………20
揚げ鶏のマリネ…………………………………20
バターねぎチキン………………………………21
鶏肉の酒蒸し明太マヨソース…………………21
鶏肉のやみつきマリネ…………………………22
チキンナゲット…………………………………22
鶏肉のピザ風ステーキ…………………………23
バンバンジー……………………………………23
鶏肉のカレークリーム煮………………………24
しみしみ鶏チャーシュー………………………24
鶏肉と小松菜のガーリック炒め………………25
ねぎたっぷり鶏チリ……………………………25
ささみのオイル煮………………………………26
ささみのねぎナッツあえ………………………26
ささみのキムチバター炒め……………………27
ささみとレタスの塩昆布あえ…………………27
手羽先とうずら卵のポン酢煮…………………28
手羽元のトマトクリーム煮……………………28
手羽中のソース炒め……………………………29
手羽中とまいたけのピリ辛蒸し………………29
マヨわさびチキン………………………………60
チキンとアボカドのカプレーゼ風……………60
チキンのクリームチーズあえ…………………60
サラダチキンのキムチあえ……………………61
チキンのねぎオイルがけ………………………61
サラダチキンのたらマヨあえ…………………61
鶏肉の炊き込みごはん…………………………94
鶏肉のポン酢バター焼き………………………144
ささみの青じそ梅オイルあえ…………………146
大豆と鶏肉のクリーム煮………………………154
チキン豆乳コンソメ鍋…………………………158
手羽中と豆腐の塩麹鍋…………………………159
鶏肉のジンジャースープ………………………165

鶏ひき肉
鶏ひきとひじきのそぼろ煮……………………50
明太子つくね……………………………………50
ひき肉のきつね焼き……………………………51
ひき肉と水菜のレンジナムル…………………51
かぶのそぼろ煮…………………………………132
鶏ひきとズッキーニのトマトスープ…………163

豚肉
豚肉とにんじんのカレーマリネ………………30
豚のごま揚げだんご……………………………30
豚キムチのチーズ焼き…………………………31
レンジホイコーロー……………………………31
豚肉となすの薬味マリネ………………………32
豚肉のトマト塩麴煮……………………………32
豚肉とズッキーニのバターじょうゆ炒め……33
豚こまのごま豆乳煮……………………………33
豚しゃぶの梅ごまだれ…………………………34
しいたけ巻きカツ………………………………34
豚肉のねぎ塩炒め………………………………35
豚しゃぶと豆苗のおろしあえ…………………35
豚しゃぶとピーマンのマリネ…………………36
豚肉のねぎ巻き焼き……………………………36
豚肉とミニトマトのマヨ卵炒め………………37
豚しゃぶとアボカドのクリーム煮……………37
豚バラとゴーヤのめんつゆマリネ……………38
エリンギの豚しそ巻き…………………………38
豚肉のマヨみそ炒め……………………………39
豚肉の粒マスタード炒め………………………39
豚肉のねぎクリーム煮…………………………40
煮豚………………………………………………40
ポークソテーカマンベールチーズのせ………41
豚肉のしょうが蒸し煮…………………………41
ピリ辛こんにゃく煮……………………………87
白菜と豚肉のにんにく炒め……………………129
かぶと豚肉のコンソメバター炒め……………133
豚肉のみそにんにく炒め………………………145
常夜鍋……………………………………………158
具だくさん豚汁…………………………………163

豚ひき肉
お手軽チリコンカン……………………………52
しいたけシュウマイ……………………………52
豚ひきと豆もやしのオイマヨ炒め……………53
ひき肉のレタス包み……………………………53
担担鍋……………………………………………159

〈肉加工品〉

ウインナー
ウインナーのケチャップあえ…………………57
ウインナーとレタスの豆乳コンソメ煮………59
ウインナーとレタスのチャーハン……………95
ウインナーロールキャベツ……………………126

コンビーフ缶
コンビーフのタルタル…………………………57
コンビーフオムレツ……………………………59
玉ねぎのコンビーフ炒め………………………135
コンビーフの卵炒めサラダ……………………149

生ハム
生ハムとパプリカのマリネ……………………56
カイワレ菜の生ハム巻き………………………88
かぶと生ハムのマリネ…………………………132

ハム
揚げ焼きチーズハムカツ………………………58
小松菜とおからのサラダ………………………104
焼きかぼちゃとハムのマリネ…………………138
油揚げのパニーニ風……………………………153

ベーコン
お手軽チリコンカン……………………………52
ベーコンとひじきのペペロンチーノ…………56
厚切りベーコンとなすのトマト煮……………58
たこと枝豆の炊き込みごはん…………………92
ブロッコリーとベーコンのパスタ……………97
アスパラのカルボナーラ風……………………117
ズッキーニとベーコンのマリネ………………122
白菜とベーコンのコールスロー………………128
大根のゆずこしょう炒め………………………131
薄切りれんこんのチーズ焼き…………………137
きのことベーコンのクリーム煮………………141
厚揚げのおかかじょうゆ煮……………………151
炒め長ねぎのクリームスープ…………………162
豆苗の洋風スープ温玉のせ……………………167

〈魚介〉

あじ
あじのなめろう…………………………………77

甘えび
甘えびの和風タルタル…………………………89

えび・むきえび
えびのエスニックマリネ………………………78
えびの青のりフリッター………………………78
えびとアボカドのマヨ炒め……………………79
むきえびのレンジ茶碗蒸し……………………79
ブロッコリーとえびのグラタン………………108
えびのオイマヨ炒め……………………………146
えびのカレー豆乳スープ………………………164

かき
かきと油揚げのコクうま鍋……………………160

かじき
かじきとオクラのカレーマリネ………………68
かじきの油淋鶏風………………………………68
かじきの焼き肉だれ炒め………………………69
かじきのくるみみそ焼き………………………69
かじきのクリームチーズ煮……………………145

サーモン
無限キムチサーモン……………………………86
ほうれん草とサーモンのサラダ………………103
大豆とサーモンのポキ…………………………155

さわら
さわらのみそ漬け焼き…………………………70
さわらのアクアパッツァ風……………………71

たこ
たこの甘酢漬け…………………………………87
たこと枝豆の炊き込みごはん…………………92

たら
料理名	ページ
たらとピーマンのトマト煮	70
たらの塩昆布バター炒め	71

生鮭
料理名	ページ
鮭とアスパラのコンソメマリネ	64
鮭のバジルチーズフライ	64
鮭の青じそクリームソテー	65
鮭のごまポン酢煮	65
鮭のしょうが照り焼き	144
鮭バターみそ鍋	160

生さば
料理名	ページ
さばの竜田揚げ	74
さばと小松菜の中華蒸し	75

ぶり
料理名	ページ
ぶりのレモンマリネ	72
ぶりのコチュジャン炒め煮	72
ぶりのカルパッチョ	73
ぶりのバターポン照り焼き	73

まぐろ
料理名	ページ
まぐろの南蛮漬け	76
まぐろだんごのスープ煮	76
まぐろのナッツサラダ	77
納豆ぶくだん	88
まぐろアボカド丼	93

〈魚介加工品〉

あさり水煮缶
料理名	ページ
小松菜とあさり缶のクリーム煮	105

甘塩鮭
料理名	ページ
甘塩鮭と野菜のオイル煮	66
甘塩鮭とズッキーニのワイン蒸し	66
甘塩鮭ともやしのマヨ炒め	67
甘塩鮭としいたけのレンジ蒸し	67
甘塩鮭としいたけの和風パスタ	96
白菜と甘塩鮭のバター蒸し	129

甘塩たらこ
料理名	ページ
サラダチキンのたらマヨあえ	61
ピーマンと厚揚げのたらマヨあえ	111
いんげんのたらこバター炒め	119
塩もみ大根のたらマヨあえ	131
えのきのたらこバタースープ	167

アンチョビ
料理名	ページ
トマトのアンチョビ炒め	115
なすのアンチョビマリネ	120

いくら
料理名	ページ
まぐろアボカド丼	93

かに風味かまぼこ
料理名	ページ
ほうれん草の寿司酢炒め	103
大根のしょうがマリネ	130
レンチンごぼうのごまあえ	137
ラクチンかに玉	149

辛子明太子
料理名	ページ
鶏肉の酒蒸し明太マヨソース	21
牛巻きカツ	46
明太子つくね	50
アボカドの明太マヨあえ	88
明太子クリームパスタ	97
長いもの明太マヨネーズ焼き	139

桜えび
料理名	ページ
小松菜のゆずこしょうマヨあえ	105
セロリと桜えびのきんぴら	134

鮭水煮缶
料理名	ページ
鮭缶とセロリのマヨあえ	84
鮭缶と野菜のポトフ	84
鮭缶とチンゲン菜のポン酢炒め	85
鮭缶と厚揚げのレンジ煮	85
鮭缶のやみつきにんじん	107

さば水煮缶
料理名	ページ
さば缶と塩もみにんじんのサラダ	80
さば缶のお焼き	80
さば缶のカルパッチョ	81
さば缶の豆乳キムチ煮	81
さば缶の無限ピーマン	111
きゅうりとさば缶のポン酢あえ	125
さば缶大根	130
油揚げのさば缶詰め焼き	152
さば缶と長ねぎのみそ汁	166

塩さば
料理名	ページ
塩さばのマリネ	74
塩さばのカレークリームソテー	75

しらす
料理名	ページ
ズッキーニのピザ風	123
キャベツとしらすのレンジ蒸し	127

スモークサーモン
料理名	ページ
スモークサーモンのチーズ包み	89
玉ねぎとスモークサーモンのマリネ	134
うずら卵とサーモンのマリネ	148

ちくわ
料理名	ページ
むきえびのレンジ茶碗蒸し	79
白菜とちくわの塩煮	128
大豆の赤じそふりかけ炒め	155

ちりめんじゃこ
料理名	ページ
大豆とじゃこの混ぜごはん	62
ほうれん草とわかめのじゃこ炒め	102
チンゲン菜と油揚げの炒め煮	112
なすとじゃこの南蛮漬け	120
れんこんとじゃこのポン酢あえ	136
ピーマンのじゃこ炒め	145

ツナ油漬け缶
料理名	ページ
ツナとほうれん草のごまあえ	82
ツナとおからのチヂミ	82
ツナといんげんのソース炒め	83
ツナの豆腐マヨグラタン	83
水菜とツナのナッツサラダ	89
ツナとしめじの炊き込みごはん	94
セロリのツナあえ	135
きのことツナのふりかけあえ	143

煮干し
料理名	ページ
煮干しのにんにくオイル漬け	87

ほたて水煮缶
料理名	ページ
しいたけシュウマイ	52
ほたて缶とエリンギの和風スープ	165

〈海藻類〉

青のり粉
料理名	ページ
えびの青のりフリッター	78
アスパラのレンチンのりあえ	117
キャベツと納豆のソース炒め	127

海藻ミックス
料理名	ページ
塩もみかぶと海藻のサラダ	133

塩昆布
料理名	ページ
ささみとレタスの塩昆布あえ	27
たらの塩昆布バター炒め	71
アボカドの塩昆布あえ	90
チンゲン菜の塩昆布サラダ	112

のり佃煮
料理名	ページ
チキンとアボカドのカプレーゼ風	60

ひじき
料理名	ページ
鶏ひきとひじきのそぼろ煮	50
ベーコンとひじきのペペロンチーノ	56
ツナとしめじの炊き込みごはん	94

めかぶ
料理名	ページ
めかぶのしょうがポン酢がけ	89

焼きのり
料理名	ページ
牛巻きカツ	46

わかめ
料理名	ページ
ほうれん草とわかめのじゃこ炒め	102

〈野菜・野菜加工品・漬物・ハーブ〉

青じそ
料理名	ページ
豚肉となすの薬味マリネ	32
豚しゃぶの梅ごまだれ	34
エリンギの豚しそ巻き	38
豚肉のしょうが蒸し煮	41
明太子つくね	50
鮭の青じそクリームソテー	65
あじのなめろう	77
まぐろのナッツサラダ	77
さば缶のお焼き	80
まぐろアボカド丼	93
トマトと豆腐のカプレーゼ風	115
ささみの青じそ梅オイルあえ	146
油揚げのバニーニ風	153

赤じそふりかけ
料理名	ページ
きのことツナのふりかけあえ	143
大豆の赤じそふりかけ炒め	155

赤唐辛子
料理名	ページ
揚げ鶏のマリネ	20
お手軽チリコンカン	52
ベーコンとひじきのペペロンチーノ	56
甘塩鮭と野菜のオイル煮	66
まぐろの南蛮漬け	76
チーズのハーブオイル漬け	86
白菜と豚肉のにんにく炒め	129
枝豆のにんにくしょうゆ漬け	156

アスパラガス
料理名	ページ
焼き肉とアスパラの漬け込み	48
ウインナーのケチャップあえ	57
鮭とアスパラのコンソメマリネ	64
アスパラの塩ナムル	116
アスパラとしめじのマリネ	116
アスパラのレンチンのりあえ	117
アスパラのカルボナーラ風	117

梅干し
- 豚のごま揚げだんご……30
- 豚しゃぶの梅ごまだれ……34
- エリンギの豚しそ巻き……38
- 牛肉とかぶの梅バター炒め……45
- 枝豆と梅干しの混ぜごはん……62
- いんげんの梅マヨサラダ……118
- 食べるなめたけ……142
- ささみの青じそ梅オイルあえ……146

えのきたけ
- 牛こまボールのしょうゆ煮……44
- むきえびのレンジ茶碗蒸し……79
- きのことしらたきの牛丼……93
- 明太子クリームパスタ……97
- ミックスきのこの塩麹漬け……140
- 食べるなめたけ……142
- きのことツナのふりかけあえ……143
- えのきのたらこバタースープ……167

エリンギ
- 鶏肉のカレークリーム煮……24
- エリンギの豚しそ巻き……38
- 塩さばのカレークリームソテー……75
- 鶏肉の炊き込みごはん……94
- きのこのミートソースパスタ……96
- トマトのアンチョビ炒め……115
- ミックスきのこの塩麹漬け……140
- きのこのピクルスマリネ……140
- エリンギのガリバタステーキ……141
- きのことベーコンのクリーム煮……141
- エリンギと長ねぎのマリネ……142
- ほたて缶とエリンギの和風スープ……165

オクラ
- かじきとオクラのカレーマリネ……68
- 納豆ばくだん……88

カイワレ菜
- サラダチキンのたらマヨあえ……61
- さば缶のカルパッチョ……81
- カイワレ菜の生ハム巻き……88
- 甘えびの和風タルタル……89
- まぐろアボカド丼……93
- レンチンごぼうのごまあえ……137

かぶ
- 牛肉とかぶの梅バター炒め……45
- かぶのそぼろ煮……132
- かぶと生ハムのマリネ……132
- 塩もみかぶと海藻のサラダ……133
- かぶと豚肉のコンソメバター炒め……133
- 具だくさん豚汁……163

かぼちゃ
- 焼きかぼちゃとハムのマリネ……138
- かぼちゃの豆乳煮……139

カリフラワー
- 鮭缶と野菜のポトフ……84
- 豆とカリフラワーのマリネ……156

キャベツ
- レンジホイコーロー……31
- 甘塩鮭ともやしのマヨ炒め……67
- 甘塩鮭としいたけの和風パスタ……96
- ウインナーロールキャベツ……126
- 塩もみキャベツのサラダ……126
- キャベツとしらすのレンジ蒸し……127
- キャベツと納豆のソース炒め……127
- 坦坦鍋……159
- 炒め長ねぎのクリームスープ……162

きゅうり
- きゅうりのキムチ漬け……124
- きゅうりのレモンマリネ……124
- きゅうりとさば缶のポン酢あえ……125
- きゅうりと牛肉の中華炒め……125

ゴーヤ
- 豚バラとゴーヤのめんつゆマリネ……38

小ねぎ
- 鶏肉としめじのポン酢煮……19
- バターねぎチキン……21
- ささみのキムチバター炒め……27
- ポークソテーカマンベールチーズのせ……41
- 牛肉と小ねぎのごま油あえ……47
- 明太子つくね……50
- ひき肉のきつね焼き……51
- チキンのクリームチーズあえ……60
- さば缶の豆乳キムチ煮……81
- 鮭缶と厚揚げのレンジ煮……85
- 納豆ばくだん……88
- 明太子クリームパスタ……97
- ミニトマトのしょうがマリネ……114
- 長いも明太マヨネーズ焼き……139
- きのこの粉チーズ炒め……143
- ラクチンかに玉……149
- 油揚げのねぎごま油あえ……153
- 簡単サンラータン……167

ごぼう
- まぐろだんごのスープ煮……76
- ごぼうのマヨカレーサラダ……136
- レンチンごぼうのごまあえ……137

小松菜
- 鶏肉と小松菜のガーリック炒め……25
- さばと小松菜の中華蒸し……75
- 小松菜のコンソメひたし……104
- 小松菜とおからのサラダ……104
- 小松菜のゆずこしょうマヨあえ……105
- 小松菜とあさり缶のクリーム煮……105
- 鶏肉のジンジャースープ……165

こんにゃく
- ピリ辛こんにゃく煮……87
- 牛肉と糸こんにゃくのすき煮……45

さやいんげん
- 鶏肉の豆乳クリーム煮……20
- ツナといんげんのソース炒め……83
- いんげんの梅マヨサラダ……118
- いんげんのたらこバター炒め……119
- えびのカレー豆乳スープ……164

しいたけ
- しいたけ巻きカツ……34
- 牛肉のチャプチェ風……44
- しいたけシュウマイ……52
- 中華風肉みそ……54
- 甘塩鮭としいたけのレンジ蒸し……67
- 牛肉と豆もやしの炊き込みごはん……92
- 甘塩鮭としいたけの和風パスタ……96
- ミックスきのこの塩麹漬け……140
- きのことツナのふりかけあえ……143
- きのこの粉チーズ炒め……143
- 鮭バターみそ鍋……160
- 具だくさん豚汁……163

ししとう
- ぶりのコチュジャン炒め煮……72
- 厚揚げのおかかじょうゆ炒め……151

しめじ
- 鶏肉としめじのポン酢煮……19
- きのことしらたきの牛丼……93
- ツナとしめじの炊き込みごはん……94
- 明太子クリームパスタ……97
- アスパラとしめじのマリネ……116
- ミックスきのこの塩麹漬け……140
- きのこのピクルスマリネ……140
- チキン豆乳コンソメ鍋……158
- えびのカレー豆乳スープ……164

香菜
- えびのエスニックマリネ……78

春菊
- かきと油揚げのコクうま鍋……160

しょうが
- ジンジャー照り焼きチキン……18
- ジューシーサラダチキン……18
- 鶏のマヨから揚げ……19
- 揚げ鶏のねぎマリネ……20
- ささみのねぎナッツあえ……26
- 手羽中とまいたけのピリ辛蒸し……29
- 豚肉となすの薬味マリネ……32
- 豚こまのごま豆乳煮……33
- 豚バラとゴーヤのめんつゆマリネ……38
- 豚肉のしょうがが蒸し煮……41
- 牛肉のチャプチェ風……44
- 鶏ひきとひじきのそぼろ煮……50
- 中華風肉みそ……54
- かじきの油淋鶏風……68
- さわらのみそ漬け焼き……70
- ぶりのコチュジャン炒め煮……72
- さばの竜田揚げ……74
- さばと小松菜の中華蒸し……75
- あじのなめろう……77
- 鮭缶と厚揚げのレンジ煮……85
- 無限キムチサーモン……86
- めかぶのしょうがポン酢がけ……89
- たこと枝豆の炊き込みごはん……92
- 丸ごとピーマンのしょうが煮……110
- ミニトマトのしょうがマリネ……114
- 蒸しなすのしょうがオイルがけ……121
- きゅうりとさば缶のポン酢あえ……125
- さば缶大根……130
- 大根のしょうがマリネ……130
- かぶのそぼろ煮……132
- 鮭のしょうが照り焼き……144
- 厚揚げのみそしょうが煮……150
- 油揚げのさば缶詰め焼き……152
- 坦坦鍋……159
- 鶏肉のジンジャースープ……165
- さば缶と長ねぎのみそ汁……166

しらたき
- 牛肉のチャプチェ風……44
- しらたきごはん……62
- きのことしらたきの牛丼……93

ズッキーニ
- 豚肉とズッキーニのバターじょうゆ炒め……33
- 甘塩鮭とズッキーニのワイン蒸し……66
- 鶏肉の炊き込みごはん……94
- ズッキーニのポン酢ひたし……122
- ズッキーニとベーコンのマリネ……122

ズッキーニのナムル……………………123
ズッキーニのピザ風……………………123
鶏ひきとズッキーニのトマトスープ……163

スナップエンドウ
スナップエンドウのおひたし……………118
スナップエンドウの卵炒め……………119

セロリ
牛肉とセロリの白ワイン煮………………43
鮭缶とセロリのマヨあえ…………………84
セロリと桜えびのきんぴら……………134
セロリのツナあえ………………………135
豆とセロリのチーズサラダ……………157

大根
豚しゃぶと豆苗のおろしあえ……………35
さば缶大根………………………………130
大根のしょうがマリネ…………………130
塩もみ大根のたらマヨあえ……………131
大根のゆずこしょう炒め………………131

タイム
チーズのハーブオイル漬け………………86

玉ねぎ・紫玉ねぎ
鶏肉の酒蒸し明太マヨソース……………21
鶏肉のカレークリーム煮…………………24
しみしみ鶏チャーシュー…………………24
手羽元のトマトクリーム煮………………28
豚肉のトマト塩麹煮………………………32
豚しゃぶとピーマンのマリネ……………36
豚肉のマヨみそ炒め………………………39
煮豚………………………………………40
豚肉のしょうが蒸し煮……………………41
牛肉と糸こんにゃくのすき煮……………45
ビーフストロガノフ風……………………46
牛肉と玉ねぎの粒マスタードマリネ……48
お手軽チリコンカン………………………52
ミートボールのクリーム煮………………54
生ハムとパプリカのマリネ………………56
コンビーフのタルタル……………………57
鮭とアスパラのコンソメマリネ…………64
甘塩鮭としいたけのレンジ蒸し…………67
かじきのくるみそ焼き……………………69
さわらのアクアパッツァ風………………71
ぶりのレモンマリネ………………………72
まぐろの南蛮漬け…………………………76
えびのエスニックマリネ…………………78
ブロッコリーとえびのグラタン…………108
玉ねぎとスモークサーモンのマリネ……134
玉ねぎのコンビーフ炒め………………135
大豆と鶏肉のクリーム煮………………154
鮭バターみそ鍋…………………………160
鶏ひきとズッキーニのトマトスープ……163
えびのカレー豆乳スープ………………164
アボカドの粉チーズみそ汁……………166

チンゲン菜
鮭缶とチンゲン菜のポン酢炒め…………85
チンゲン菜と油揚げの炒め煮…………112
チンゲン菜の塩昆布サラダ……………112
チンゲン菜のゆで卵サラダ……………113
チンゲン菜のソテーナッツソースがけ…113
手羽中と豆腐の塩麹鍋…………………159

豆苗
豚しゃぶと豆苗のおろしあえ……………35
鮭のごまポン酢煮…………………………65
豆苗の洋風スープ温玉のせ……………167

トマト
トマトと豆腐のカプレーゼ風…………115
トマトのアンチョビ炒め………………115
厚揚げのステーキトマトソース………151

トマト水煮缶
手羽元のトマトクリーム煮………………28
豚肉のトマト塩麹煮………………………32
お手軽チリコンカン………………………52
たらとピーマンのトマト煮………………70
きのこのミートソースパスタ……………96
鶏ひきとズッキーニのトマトスープ……163

トマトジュース
厚切りベーコンとなすのトマト煮………58

長いも
長いものわさび漬け……………………138
長いもの明太マヨネーズ焼き…………139

長ねぎ
揚げ鶏のマリネ……………………………20
鶏肉のやみつきマリネ……………………22
ねぎたっぷり鶏チリ………………………25
ささみのねぎナッツあえ…………………26
豚肉とねぎの薬味マリネ…………………32
豚肉のねぎ塩炒め…………………………35
豚肉のねぎ巻き焼き………………………36
豚肉のねぎクリーム煮……………………40
牛肉のポン酢マリネ………………………42
しいたけシュウマイ………………………52
中華風肉みそ………………………………54
チキンのねぎオイルがけ…………………61
かじきの油淋鶏風…………………………68
たらの塩昆布バター炒め…………………71
ぶりのコチュジャン炒め煮………………72
あじのなめろう……………………………77
まぐろだんごのスープ煮…………………76
さば缶のお焼き……………………………80
ウインナーとレタスのチャーハン………95
きのこのミートソースパスタ……………96
ズッキーニのピザ風……………………123
エリンギと長ねぎのマリネ……………142
厚揚げのみそしょうが煮………………150
油揚げのさば缶詰め焼き………………152
常夜鍋……………………………………158
炒め長ねぎのクリームスープ…………162
具だくさん豚汁…………………………163
さば缶と長ねぎのみそ汁………………166

なす
豚肉となすの薬味マリネ…………………32
厚切りベーコンとなすのトマト煮………58
なすとじゃこの南蛮漬け………………120
なすのアンチョビマリネ………………120
蒸しなすのしょうがオイルがけ………121
なすとひき肉のカレーマヨ炒め………121

にら
豚キムチのチーズ焼き……………………31
牛肉のスタミナ炒め………………………49
ツナとおからのチヂミ……………………82

にんじん
豚肉とにんじんのカレーマリネ…………30
ミートボールのクリーム煮………………54
さば缶と塩もみにんじんのサラダ………80
鮭缶と野菜のポトフ………………………84
ツナとしめじの炊き込みごはん…………94
にんじんナムル…………………………106

にんじんのカッテージチーズサラダ……106
ピーラーにんじんのナッツサラダ……107
鮭缶のやみつきにんじん………………107
チキン豆乳コンソメ鍋…………………158
具だくさん豚汁…………………………163
鶏肉のジンジャースープ………………165

にんにく
鶏肉と小松菜のガーリック炒め…………25
手羽元のトマトクリーム煮………………28
豚肉のトマト塩麹煮………………………32
牛肉のチャプチェ風………………………44
ビーフストロガノフ風……………………46
レンジチンジャオロースー………………49
ひき肉と水菜のレンジナムル……………51
お手軽チリコンカン………………………52
ベーコンとひじきのペペロンチーノ……56
甘塩鮭と野菜のオイル煮…………………66
たらとピーマンのトマト煮………………70
えびとアボカドのマヨ炒め………………79
鮭缶とチンゲン菜のポン酢炒め…………85
砂肝のしょうゆ漬け………………………87
煮干しのにんにくオイル漬け……………87
牛肉と豆もやしの炊き込みごはん………92
鶏肉の炊き込みごはん……………………94
牛肉のガーリックバターライス…………95
ブロッコリーとベーコンのパスタ………97
ほうれん草とサーモンのサラダ………103
小松菜とあさり缶のクリーム煮………105
にんじんナムル…………………………106
アスパラの塩ナムル……………………116
なすのアンチョビマリネ………………120
ズッキーニとベーコンのマリネ………122
ズッキーニのナムル……………………123
きゅうりと牛肉の中華炒め……………125
白菜と豚肉のにんにく炒め……………129
エリンギのガリバタステーキ…………141
豚肉のみそにんにく炒め………………145
ほうれん草の塩ごま油あえ……………146
厚揚げのステーキトマトソース………151
大豆とサーモンのポキ…………………155
枝豆のにんにくしょうゆ漬け…………156
担担鍋……………………………………159
鶏ひきとズッキーニのトマトスープ……163

白菜
豚こまのごま豆乳煮………………………33
白菜とちくわの塩煮……………………128
白菜とベーコンのコールスロー………128
白菜と甘塩鮭のバター蒸し……………129
白菜と豚肉のにんにく炒め……………129
チキン豆乳コンソメ鍋…………………158
ほたて缶とエリンギの和風スープ……165

白菜キムチ
ささみのキムチバター炒め………………27
豚キムチのチーズ焼き……………………31
牛こまとキムチのマリネ…………………42
サラダチキンのキムチあえ………………61
さば缶の豆乳キムチ煮……………………81
ツナとおからのチヂミ……………………82
無限キムチサーモン………………………86
きゅうりのキムチ漬け…………………124

バジル・ドライバジル
鮭のバジルチーズフライ…………………64
さわらのアクアパッツァ風………………71

パセリ・ドライパセリ
かぶと生ハムのマリネ…………………132
かぶと豚肉のコンソメバター炒め……133

173

うずら卵とサーモンのマリネ……………148

パプリカ
鶏肉のやみつきマリネ………………… 22
豚肉の粒マスタード炒め……………… 39
生ハムとパプリカのマリネ…………… 56
塩さばのマリネ………………………… 74
鶏肉の炊き込みごはん………………… 94
パプリカのピクルスマリネ……………110

ピーマン・赤ピーマン
鶏肉のピザ風ステーキ………………… 23
豚しゃぶとピーマンのマリネ………… 36
牛肉のチャプチェ風…………………… 44
牛肉と玉ねぎの粒マスタードマリネ… 48
レンジチンジャオロースー…………… 49
かじきの焼き肉だれ炒め……………… 69
たらとピーマンのトマト煮…………… 70
丸ごとピーマンのしょうが煮…………110
さば缶の無限ピーマン…………………111
ピーマンと厚揚げのたらマヨあえ……111
玉ねぎのコンビーフ炒め………………135
ピーマンのじゃこ炒め…………………145

ブロッコリー
ひき肉とブロッコリーのレンジ炒め… 55
ブロッコリーのナッツごはん………… 62
甘塩鮭と野菜のオイル煮……………… 66
牛肉のガーリックバターライス……… 95
ブロッコリーとベーコンのパスタ…… 97
ブロッコリーとえびのグラタン………108
ブロッコリーのカレーマリネ…………108
ブロッコリーのゆずしょうパター炒め…109
ブロッコリーのチーズ蒸し……………109
ブロッコリーのごまマヨあえ…………144

ブロッコリースプラウト
コンビーフオムレツ…………………… 59
ぶりのカルパッチョ…………………… 73
ピーラーにんじんのナッツサラダ……107
豆とセロリのチーズサラダ……………157

ベビーリーフ
コンビーフの卵炒めサラダ……………149

ほうれん草
ツナとほうれん草のごまあえ………… 82
ほうれん草とわかめのじゃこ炒め……102
ほうれん草のナッツあえサラダ………102
ほうれん草とサーモンのサラダ………103
ほうれん草の寿司酢炒め………………103
ほうれん草の塩ごま油あえ……………146
常夜鍋……………………………………158

まいたけ
手羽元のトマトクリーム煮…………… 28
手羽中とまいたけのピリ辛蒸し……… 29
かじきのくるみみそ焼き……………… 69
きのことベーコンのクリーム煮………141
きのこの粉チーズ炒め…………………143

マッシュルーム
ビーフストロガノフ風………………… 46
鮭の青じそクリームソテー…………… 65
甘塩鮭と野菜のオイル煮……………… 66
牛肉のガーリックバターライス……… 95
きのこのミートソースパスタ………… 96
きのこのピクルスマリネ………………140
きのことベーコンのクリーム煮………141

豆もやし
豚ひきと豆もやしのオイマヨ炒め…… 53
牛肉と豆もやしの炊き込みごはん…… 92

水菜
バンバンジー…………………………… 23
ひき肉と水菜のレンジナムル………… 51
水菜とツナのナッツサラダ…………… 89
鮭バターみそ鍋…………………………160

ミニトマト
豚肉とミニトマトのマヨ卵炒め……… 37
牛肉とセロリのマヨ炒め……………… 43
ハンバーグのアボカドソース………… 55
さわらのアクアパッツァ風…………… 71
ぶりのカルパッチョ…………………… 73
ミニトマトのだし漬け…………………114
ミニトマトのしょうがマリネ…………114
簡単サンラータン………………………167

もやし
牛肉のスタミナ炒め…………………… 49
甘塩鮭ともやしのマヨ炒め…………… 67
担担鍋……………………………………159
もやしのみそ汁…………………………166

レタス・リーフレタス
ささみとレタスの塩昆布あえ………… 27
牛肉とレタスの焼きサラダ…………… 47
ひき肉のレタス包み…………………… 53
ウインナーとレタスの豆乳コンソメ煮… 59
マヨわさびチキン……………………… 60
まぐろのナッツサラダ………………… 77
ウインナーとレタスのチャーハン…… 95

れんこん
れんこんとじゃこのポン酢炒め………136
薄切りれんこんのチーズ焼き…………137

ローリエ
厚切りベーコンとなすのトマト煮…… 58
鮭缶と野菜のポトフ…………………… 84
きのこのピクルスマリネ………………140

〈果物・果物加工品〉

アボカド
豚しゃぶとアボカドのクリーム煮…… 37
ハンバーグのアボカドソース………… 55
チキンとアボカドのカプレーゼ風…… 60
えびとアボカドのマヨあえ…………… 79
アボカドの明太マヨあえ……………… 88
アボカドの塩昆布あえ………………… 90
まぐろアボカド丼……………………… 93
大豆とサーモンのポキ…………………155
アボカドの粉チーズみそ汁……………166

いちご
いちごのカマンベールチーズのせ……169

ブルーベリー
ブルーベリーのセミフレッド…………168

りんご
りんごのベイクドチーズケーキ………168

レモン・レモン汁
豚肉のねぎ塩炒め……………………… 35
牛肉とレタスの焼きサラダ…………… 47

ハンバーグのアボカドソース………… 55
生ハムとパプリカのマリネ…………… 56
コンビーフのタルタル………………… 57
鮭とアスパラのコンソメマリネ……… 64
かじきとオクラのカレーマリネ……… 68
ぶりのレモンマリネ…………………… 72
ぶりのカルパッチョ…………………… 73
塩さばのマリネ………………………… 74
アボカドの明太マヨあえ……………… 88
えびのエスニックマリネ……………… 78
鮭缶とセロリのマヨあえ……………… 84
トマトと豆腐のカプレーゼ風…………115
きゅうりのレモンマリネ………………124
かぶと生ハムのマリネ…………………132
りんごのベイクドチーズケーキ………168
ブルーベリーのセミフレッド…………168

〈卵・豆製品〉

厚揚げ
さば缶のお焼き………………………… 80
鮭缶と厚揚げのレンジ煮……………… 85
ピーマンと厚揚げのたらマヨあえ……111
厚揚げのみそしょうが煮………………150
厚揚げの牛巻き煮………………………150
厚揚げのおかかじょうゆ炒め…………151
厚揚げのステーキトマトソース………151

油揚げ
ひき肉のきつね焼き…………………… 51
コンビーフのタルタル………………… 57
スティック油揚げのマヨ七味焼き…… 90
チンゲン菜と油揚げの炒め煮…………112
油揚げのさば缶詰め焼き………………152
油揚げの含め煮…………………………152
油揚げのねぎごま油あえ………………153
油揚げのパニーニ風……………………153
かきと油揚げのコクうま鍋……………160

炒り大豆・水煮大豆・蒸し大豆
お手軽チリコンカン…………………… 52
大豆とじゃこの混ぜごはん…………… 62
大豆のポン酢漬け………………………154
大豆と鶏肉のクリーム煮………………154
大豆とサーモンのポキ…………………155
大豆の赤じそふりかけ炒め……………155
炒め長ねぎのクリームスープ…………162
炒り大豆きなこ…………………………169

うずら卵・うずら卵水煮
手羽先とうずら卵のポン酢煮………… 28
めかぶのしょうがポン酢がけ………… 89
うずら卵とサーモンのマリネ…………148

枝豆
枝豆と梅干しの混ぜごはん…………… 62
たこと枝豆の炊き込みごはん………… 92
枝豆のにんにくしょうゆ漬け…………156
枝豆のバターじょうゆ炒め……………157
ほたて缶とエリンギの和風スープ……165

おから
ツナとおからのチヂミ………………… 82
小松菜とおからのサラダ………………104

きなこ
鶏のマヨから揚げ……………………… 19
炒り大豆きなこ…………………………169

鶏卵・温泉卵・ゆで卵

- 豚のごま揚げだんご……30
- しいたけ巻きカツ……34
- 豚肉とミニトマトのマヨ卵炒め……37
- ミートボールのクリーム煮……54
- コンビーフオムレツ……59
- 鮭のバジルチーズフライ……64
- むきえびのレンジ茶碗蒸し……79
- さば缶のお焼き……80
- さば缶のカルパッチョ……81
- ツナとおからのチヂミ……82
- 納豆ばくだん……88
- きのことしらたきの牛丼……93
- ウインナーとレタスのチャーハン……95
- チンゲン菜のゆで卵サラダ……113
- アスパラのカルボナーラ風……117
- スナップエンドウの卵炒め……119
- 塩麹しょうゆ卵……148
- コンビーフの卵炒めサラダ……149
- ラクチンかに玉……149
- 豆苗の洋風スープ温玉のせ……167
- 簡単サンラータン……167
- りんごのベイクドチーズケーキ……168
- ブルーベリーのセミフレッド……168

豆乳

- 鶏肉の豆乳クリーム煮……20
- 豚こまのごま豆乳煮……33
- ウインナーとレタスの豆乳コンソメ煮……59
- さば缶の豆乳キムチ煮……81
- かぼちゃの豆乳煮……139
- チキン豆乳コンソメ鍋……158
- えびのカレー豆乳スープ……164

豆腐

- チキンナゲット……22
- ツナの豆腐マヨグラタン……83
- 豆腐のみそ漬け……86
- トマトと豆腐のカプレーゼ風……115
- 油揚げのさば缶詰め焼き……152
- 手羽中と豆腐の塩麹鍋……159

納豆

- 納豆ばくだん……88
- キャベツと納豆のソース炒め……127

ミックスビーンズ

- 豆とカリフラワーのマリネ……156
- 豆とセロリのチーズサラダ……157

〈乳製品〉

カッテージチーズ

- にんじんのカッテージチーズサラダ……106

カマンベールチーズ

- ポークソテーカマンベールチーズのせ……41
- チーズのハーブオイル漬け……86
- ブロッコリーのチーズ蒸し……109
- いちごのカマンベールチーズのせ……169

牛乳

- コンビーフオムレツ……59
- えびとアボカドのマヨ炒め……79
- ブロッコリーとえびのグラタン……108
- アスパラのカルボナーラ風……117
- なすとひき肉のカレーマヨ炒め……121
- コンビーフの卵炒めサラダ……149

クリームチーズ

- 手羽元のトマトクリーム煮……28
- チキンのクリームチーズあえ……60
- むきえびのレンジ茶碗蒸し……79
- スモークサーモンのチーズ包み……89
- きのこのミートソースパスタ……96
- 豆とセロリのチーズサラダ……157
- りんごのベイクドチーズケーキ……168

粉チーズ

- 手羽中のソース炒め……29
- 豚肉のトマト塩麹煮……32
- 豚しゃぶとアボカドのクリーム煮……37
- 牛こまのステーキ風……43
- 牛肉と糸こんにゃくのすき煮……45
- 牛肉とレタスの焼きサラダ……47
- きのこのミートソースパスタ……96
- ブロッコリーとベーコンのパスタ……97
- ほうれん草のナッツあえサラダ……102
- アスパラのカルボナーラ風……117
- きのこの粉チーズ炒め……143
- かじきのクリームチーズ煮……145
- アボカドの粉チーズみそ汁……166

スライスチーズ

- 牛巻きカツ……46
- 揚げ焼きチーズハムカツ……58
- 油揚げのパニーニ風……153

生クリーム

- 鶏肉のカレークリーム煮……24
- 豚しゃぶとアボカドのクリーム煮……37
- 豚肉のねぎクリーム煮……40
- ビーフストロガノフ風……46
- ミートボールのクリーム煮……54
- 鮭の青じそクリームソテー……65
- 塩さばのカレークリームソテー……75
- 明太子クリームパスタ……97
- 小松菜とあさり缶のクリーム煮……105
- きのことベーコンのクリーム煮……141
- かじきのクリームチーズ煮……145
- 大豆と鶏肉のクリーム煮……154
- 炒め長ねぎのクリームスープ……162
- ブルーベリーのセミフレッド……168
- 大人のコーヒーゼリー……168

ピザ用チーズ

- 鶏肉のピザ風ステーキ……23
- 豚キムチのチーズ焼き……31
- コンビーフオムレツ……59
- ツナとおからのチヂミ……82
- ツナの豆腐マヨグラタン……83
- ブロッコリーとえびのグラタン……108
- ズッキーニのピザ風……123
- 薄切りれんこんのチーズ焼き……137
- 長いもの明太マヨネーズ焼き……139

プレーンヨーグルト

- ビーフストロガノフ風……46
- ほうれん草とサーモンのサラダ……103
- 小松菜とおからのサラダ……104

プロセスチーズ

- 鮭のバジルチーズフライ……64
- チーズのハーブオイル漬け……86
- ウインナーロールキャベツ……126

モッツァレラチーズ

- ほうれん草とサーモンのサラダ……103

〈ナッツ類〉

アーモンド

- 水菜とツナのナッツサラダ……89
- ほうれん草のナッツあえサラダ……102
- にんじんのカッテージチーズサラダ……106
- パプリカのピクルスマリネ……110
- 塩もみキャベツのサラダ……126
- かぼちゃの豆乳煮……139

くるみ

- かじきのくるみみそ焼き……69
- スモークサーモンのチーズ包み……89
- 小松菜とおからのサラダ……104
- ピーラーにんじんのナッツサラダ……107
- チンゲン菜のソテーナッツソースがけ……113
- セロリと桜えびのきんぴら……134
- うずら卵とサーモンのマリネ……148

ピーナッツ

- ささみのねぎナッツあえ……26

ミックスナッツ

- ブロッコリーのナッツごはん……62
- まぐろのナッツサラダ……77
- ミックスナッツチョコ……169

〈炭水化物〉

スパゲッティ

- 甘塩鮭としいたけの和風パスタ……96
- きのこのミートソースパスタ……96
- ブロッコリーとベーコンのパスタ……97
- 明太子クリームパスタ……97

白米ごはん

- しらたきごはん……62
- ブロッコリーのナッツごはん……62
- 枝豆と梅干しの混ぜごはん……62
- 大豆とじゃこの混ぜごはん……62
- 牛肉と豆もやしの炊き込みごはん……92
- たこと枝豆の炊き込みごはん……92
- きのことしらたきの牛丼……93
- まぐろアボカド丼……93
- ツナとしめじの炊き込みごはん……94
- 鶏肉の炊き込みごはん……94
- 牛肉のガーリックバターライス……95
- ウインナーとレタスのチャーハン……95
- 焼き肉弁当……98
- 鮭のバジルチーズフライ弁当……99

パン

- チキンナゲット弁当……100

〈その他〉

インスタントコーヒー

- 大人のコーヒーゼリー……168

オリーブ

- 鮭缶とセロリのマヨあえ……84
- ブロッコリーのカレーマリネ……108

高カカオチョコレート

- ミックスナッツチョコ……169

粉ゼラチン

- 大人のコーヒーゼリー……168

Profile

著者
倉橋利江
くらはし としえ

Toshie Kurahashi

レシピ作家・編集者
料理上手な母の影響で、小学生の頃から台所に立って料理を覚える。料理編集者として出版社に勤務し、編集長として料理ムックの発行を多数手がけ、さらに大手出版社で料理雑誌の編集に携わったのちフリー編集者に。独立後、これまでに75冊以上の料理書籍やムックを担当し、数々のヒット商品を送り出す。20年以上の編集経験から、料理家と読者の間をつなぐ存在でありたいと思い、仕事で学んだプロのコツと独自のアイデアを組み合わせた「手に入りやすい食材で、作りやすく、恋しくなるレシピ」を考案している。著書に料理レシピ本大賞【料理部門】第6回・第8回入賞の『作りおき&帰って10分おかず336』『野菜はスープとみそ汁でとればいい』ほか、『やせる!作りおき&帰って10分おかず330』『作りおき&朝7分お弁当312』『かんたん!味つけの黄金比 ポン酢とマヨは1:1がいい』(いずれも新星出版社)、『あるのもで!10分で!500品 決定版!』(Gakken)などがある。

Staff

アートディレクション・デザイン	小椋由佳
撮影	松久幸太郎
スタイリング	宮澤由香
調理アシスタント	伊藤美枝子　松永友里
栄養価計算・栄養アドバイス	森下久美子(管理栄養士)
イラスト	木波本陽子
校正	高柳涼子
構成・文・編集	倉橋利江
器協力	UTUWA

本書の内容に関するお問い合わせは、**書名、発行年月日、該当ページを明記**の上、書面、FAX、お問い合わせフォームにて、当社編集部宛にお送りください。**電話によるお問い合わせはお受けしておりません。**
また、本書の範囲を超えるご質問等にもお答えできませんので、あらかじめご了承ください。
　FAX：03-3831-0902
　お問い合わせフォーム：https://www.shin-sei.co.jp/np/contact.html

落丁・乱丁のあった場合は、送料当社負担でお取替えいたします。当社営業部宛にお送りください。
本書の複写、複製を希望される場合は、そのつど事前に、出版者著作権管理機構(電話：03-5244-5088、FAX：03-5244-5089、e-mail：info@jcopy.or.jp)の許諾を得てください。
JCOPY <出版者著作権管理機構 委託出版物>

やせる!作りおき&帰って10分おかず330

2019年 3月25日 初版発行
2025年 4月15日 第20刷発行

著　者　　倉　橋　利　江
発行者　　富　永　靖　弘
印刷所　　株式会社新藤慶昌堂

発行所　東京都台東区　株式　新星出版社
　　　　台東2丁目24　会社
　　　　〒110-0016　☎03(3831)0743

Ⓒ Toshie Kurahashi　　　　Printed in Japan

ISBN978-4-405-09371-3